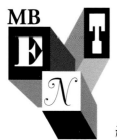

編集企画にあたって……

　今回は，アレルギー性鼻炎と慢性副鼻腔炎の薬物療法についての特集です．医学の進歩に伴って病態の理解が進むと，新たな薬剤の出現と相まって，薬物療法の適応や内容も変化します．2023 年度は，日本耳鼻咽喉科免疫アレルギー感染症学会から「鼻アレルギー診療ガイドライン 2023 年度版（改訂第 10 版）」が 3 年ぶりに，日本鼻科学会から「鼻副鼻腔炎診療の手引き」が 16 年ぶりに刊行される予定です．いずれも，最新の病態を理解した上で，Evidence-based Medicine（EBM）を考慮しながら，臨床の現状に即した治療法について記載されています．

　アレルギー性鼻炎の有病率は 2019 年には 42.9％に急増し，とくに，小児から若年者のスギ・ヒノキ花粉症患者が増加しています．これまでに数多くの第 2 世代抗ヒスタミン薬が上市されましたが，最近は眠気などの副作用が少なく，即効性があり，効果が高い薬剤が多く，使用しやすくなりました．薬剤によって少しずつ特徴が異なり，患者さんの要望に応じた処方が可能です．鼻噴霧用ステロイド薬は欧米では最も効果が高い薬剤として強く推奨され，鼻閉が強い症例には脂質メディエーター阻害薬が有用です．最重症例には短期間の経口ステロイド薬が考慮されます．2019 年には抗 IgE 抗体製剤のオマリズマブが保険適用になりましたが，その使用においては既存の治療薬で効果が得られないなどの制限が設けられています．一方，低年齢化，重症化している小児例は，診療においても成人と異なる配慮と対応が必要です．

　慢性副鼻腔炎に対しては，1990 年代に薬物療法としてのマクロライド療法の有用性が確立し，内視鏡下鼻副鼻腔手術とともに広く普及しました．しかしながら，2000 年頃から手術や薬物療法に抵抗する難治例が注目され，多発する鼻茸形成と好酸球浸潤を特徴とする好酸球性副鼻腔炎として，2015 年に多施設共同疫学研究（JESREC study）により診断基準が確立されました．ステロイドの全身・局所投与以外に薬物療法の効果が乏しいですが，近年，生物学的製剤（抗 IL-4 受容体 α 鎖抗体）デュピルマブの有効性が明らかになりました．2020 年から保険適用になり，使用は厚生労働省の「最適使用推進ガイドライン　デュピルマブ〜鼻茸を伴う慢性副鼻腔炎〜」に該当する患者に限られます．また，小児の慢性副鼻腔炎は，解剖学的・生理学的に成人と病態が異なるので別項で記載しました．さらに，漢方薬治療における基本的な考え方についても紹介していただきます．

　本特集が，少しでも先生方の診療のお役に立つことができれば幸いです．最後に，ご多忙な中ご執筆いただいた先生方に心から感謝申し上げます．

2023 年 4 月

清水猛史

KEY WORDS INDEX

KEY WORDS INDEX

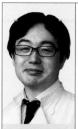

飯沼　智久
（いいぬま　ともひさ）

2006年　千葉大学卒業
　　　　初期研修医
　　　　後期研修医（耳鼻咽喉科）
2010年　千葉大学大学院医学薬学府博士課程
2014年　博士課程修了
2018年　千葉大学大学院医学研究院耳鼻咽喉科・頭頸部腫瘍学，助教

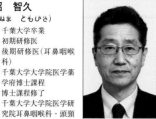

清水　猛史
（しみず　たけし）

1983年　三重大学卒業
　　　　同大学耳鼻咽喉科入局
1987年　同大学大学院修了
1988～91年　米国国立環境衛生科学研究所（NIH）留学
1996年　三重大学附属病院中央手術部，講師
2001年　同，助教授
2004年　滋賀医科大学耳鼻咽喉科，教授
2020年　同大学，医学科長

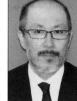

寺田　哲也
（てらた　てつや）

1992年　大阪医科大学卒業
2001年　同大学大学院修了
2002年　UCLA Clinical Immunology and Allergy
2006年　大阪医科大学耳鼻咽喉科，講師
　　　　国立大阪医療センター耳鼻咽喉科
2007年　済和会音羽病院耳鼻咽喉科・頭頸部外科，部長
2012年　大阪医科大学耳鼻咽喉科・頭頸部外科，講師
2014年　同，准教授
2021年　大阪医科薬科大学耳鼻咽喉科・頭頸部外科，准教授／アレルギーセンター長

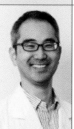

石野　岳志
（いしの　たかし）

1997年　広島大学卒業
　　　　同大学耳鼻咽喉科入局
2003年　同大学大学院修了
　　　　同大学病院耳鼻咽喉科，助手
2010年　同，助教
2012年　同，診療講師
2016年　オーストラリア St Vincent's Hospital clinical rhinology fellowship
2018年　広島大学病院耳鼻咽喉科，講師

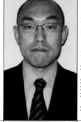

鈴木　元彦
（すずき　もとひこ）

1991年　名古屋市立大学卒業
　　　　同大学耳鼻咽喉科入局
1996年　同大学大学院修了
　　　　愛知県厚生連海南病院耳鼻咽喉科
1998年　豊川市民病院耳鼻咽喉科
2000年　名古屋市立大学耳鼻咽喉科，助手
2002年　同，講師
2011年　同，准教授
2017年　同大学高度医療教育研究センター，教授
2023年　同大学みどり市民病院耳鼻咽喉科，教授

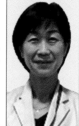

藤井　可絵
（ふじい　かえ）

2000年　東京医科歯科大学卒業
　　　　大阪大学医学部耳鼻咽喉科，研修医
2001年　国立大阪南病院，レジデント
2003年　大阪労災病院耳鼻咽喉科
2004年　済生会富田林病院耳鼻咽喉科
2007年　東京医科歯科大学耳鼻咽喉科入局
　　　　賛育会病院，管理医長
2015年　国立成育医療研究センター耳鼻咽喉科，フェロー
2018年　賛育会病院，管理医長

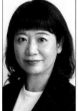

川島　佳代子
（かわしま　かよこ）

1989年　徳島大学卒業
　　　　大阪大学耳鼻咽喉科，研修医
1990年　阪和住吉総合病院耳鼻咽喉科
1994年　埼玉医科大学総合医療センター，臨床助手
1996年　大阪第二警察病院耳鼻咽喉科，副医長
2006年　箕面市立病院耳鼻咽喉科，部長
2011年　国家公務員共済組合連合会大手前病院耳鼻咽喉科，部長
2017年　大阪府立病院機構大阪はびきの医療センター耳鼻咽喉・頭頸部外科，主任部長
2022年　同センター，医務局長（兼任）

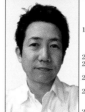

高林　哲司
（たかばやし　てつじ）

1997年　福井医科大学卒業
　　　　同大学医学部附属病院耳鼻咽喉科医員（研修医）
2002年　同，医員
2006年　舞鶴共済病院耳鼻咽喉科，部長
2009年　福井大学医学部耳鼻咽喉科頭頸部外科，助教
2010年　米国ノースウェスタン大学免疫アレルギー教室研究員
2013年　福井大学医学部耳鼻咽喉科頭頸部外科，助教
2015年　同，講師

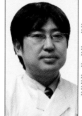

米倉　修二
（よねくら　しゅうじ）

2000年　熊本大学卒業
2001年　千葉大学大学院医学研究院耳鼻咽喉科・頭頸部腫瘍学入局
2002年　成田赤十字病院耳鼻咽喉科
2003年　千葉市立青葉病院耳鼻咽喉科
2004年　千葉大学医学部附属病院耳鼻咽喉科・頭頸部外科
2010年　同，助教
2015年　同，診療講師
2018年　同，講師
2020年　千葉大学大学院医学研究院耳鼻咽喉科・頭頸部腫瘍学，講師
　　　　現在，アレルギー外来およびアレルギー臨床試験の主任を担当

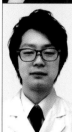

河原　章浩
（かわはら　あきひろ）

2012年　埼玉医科大学卒業
2014年　広島大学総合内科・診療科入局
2015年　広島市立病院機構安佐市民病院
2016年　国家公務員共済組合連合会吉島病院
　　　　医療法人坪田内科
2017年　広島大学総合内科・診療科
2019年　同，助教
2022年　同大学大学院博士課程終了
2023年　同大学病院漢方診療センター，助教

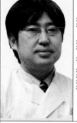

武田　和也
（たけだ　かずや）

2005年　徳島大学卒業
2007年　大阪大学大学院医学系研究科耳鼻咽喉科・頭頸部外科学入局
2011年　大阪府立急性期総合医療センター耳鼻咽喉・頭頸部外科
2014年　大阪大学医学部附属病院耳鼻咽喉科・頭頸部外科
2018年　大阪大学大学院医学系研究科医学博士課程修了
　　　　大阪市立総合医療センター耳鼻咽喉科，医長
2019年　国立病院機構大阪医療センター耳鼻咽喉科
2020年　近畿大学医学部耳鼻咽喉科，医学部講師
2022年　大阪大学大学院医学系研究科耳鼻咽喉科・頭頸部外科学，助教

CONTENTS

アレルギー性鼻炎，慢性副鼻腔炎の薬物療法
—適応と効果—

編集企画／清水猛史
滋賀医科大学教授

Monthly Book ENTONI　No. 286/2023. 7　目次

編集主幹／曾根三千彦　香取幸夫

【ENTONI® （エントーニ）】
ENTONIとは「ENT」（英語のear, nose and throat：耳鼻咽喉
科）にイタリア語の接尾辞 ONE の複数形を表す ONI をつけ，
耳鼻咽喉科領域を専門とする人々を示す造語．

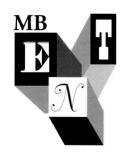

MB ENT, 286：1-8, 2023

◆特集・アレルギー性鼻炎，慢性副鼻腔炎の薬物療法─適応と効果─

鼻アレルギー診療ガイドラインからみた治療戦略と第2世代抗ヒスタミン薬の使い分け

米倉修二*

Abstract アレルギー性鼻炎は，労働生産性や日常生活に強い影響を与える common disease であり，有病率の高さを考えてもその治療の意義は大きい．第2世代抗ヒスタミン薬は薬物治療の中でも中心的な役割を担う薬剤であり，その特徴を知る必要がある．理想的な抗ヒスタミン薬の条件としては，① 速効性があり，効果が持続する，② 副作用が少ない，③ 長期投与ができる，④ アドヒアランスがよい，などが挙げられる．軽症であれば第2世代抗ヒスタミン薬単剤でもコントロール可能であるが，重症化した際にはガイドラインに準じて，症状の病型や重症度を考慮しながら，鼻噴霧用ステロイド薬を含めた他の薬剤への切り替えや併用を患者と相談したうえで検討すべきである．高齢者においては，臓器機能低下，合併症，使用薬剤について確認する必要があり，特に認知機能低下や転倒などのリスクが元々高い場合には，抗ヒスタミン薬の鎮静作用の影響が致命的になる可能性もあるので留意する．

Key words 第2世代抗ヒスタミン薬(second-generation antihistamines)，通年性アレルギー性鼻炎(perennial allergic rhinitis)，スギ花粉症(Japanese cedar pollinosis)，副作用(side effects)，高齢者(elderly patients)

はじめに

　アレルギー性鼻炎は，労働生産性や日常生活に強い影響を与える IgE 依存性の common disease であり，治療の意義は大きい．軽症であれば単剤でのコントロールが可能な場合もあるが，中等症以上の症例では鼻噴霧用ステロイド薬を含めた併用療法がガイドライン[1]では推奨されている．本稿では通年性アレルギー性鼻炎およびスギ花粉症の薬物治療についてレビューし，なかでも中心的な薬剤の一つである第2世代抗ヒスタミン薬について，その特徴，注意点，使い分けなどに関して自験例を含めて概説する．

アレルギー性鼻炎の疫学

　耳鼻咽喉科医およびその家族を対象とした調査[2]の結果(図1)によれば，アレルギー性鼻炎全体の有病率は，1998 年には 29.8％であったが，2019年には 49.2％と 20％近く上昇していた．特に，スギ花粉症の有病率の上昇は顕著であり，1998 年には 16.2％であったが，2019 年には 38.8％と 20％以上の有病率の上昇を示していた．一方で，通年性アレルギー性鼻炎の有病率は明らかな上昇傾向にあるわけではないが，2019年には24.5％と高止まりの傾向にあった．対象集団に偏りがあるため無作為調査とはいえないが，有病率の変化の傾向を知ることができるデータといえよう．

アレルギー性鼻炎の診断

　問診は診断のみならず，その後の治療方針の決定に非常に重要な情報を含んでいる．症状の種類，程度，発症年齢，今までの経過，他のアレルギー疾患の合併など詳しく問診する．クリニック

＊ Yonekura Syuji，〒 260-8677 千葉県千葉市中央区亥鼻 1-8-1 千葉大学大学院医学研究院耳鼻咽喉科・頭頸部腫瘍学，准教授

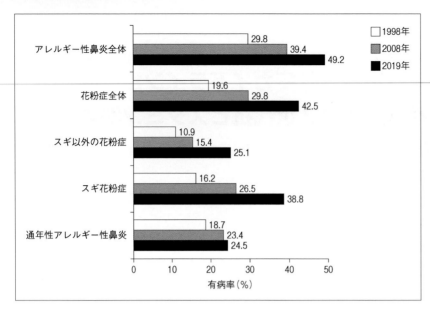

図 1.
1998 年，2008 年，2019 年の有病率
2019 年のアレルギー性鼻炎全体の有病率は 49.2% と上昇していた．特にスギ花粉症の有病率の上昇は顕著であり，2019年の有病率は38.8%であった
（文献 2 より転載）

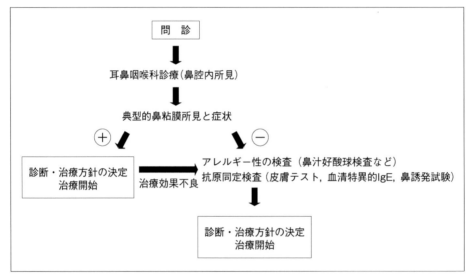

図 2. 診断と治療の流れ
典型的な鼻粘膜所見と症状があれば，臨床的にアレルギー性鼻炎と判断してよいとされている．治療効果が不良である，原因抗原が不明である，免疫療法を念頭に置いている場合などは図内のアレルギー検査が必要なことを念頭に置く必要がある
（文献 1 より転載）

など多くの患者を診察する施設では，これらのアレルギー検査を行ったうえで治療を開始することは，診療時間の制限や患者の通院負担などを考慮すると難しい場合も多い．ガイドライン第 9 版[1]では，典型的な鼻粘膜所見と症状があれば，臨床的にアレルギー性鼻炎と判断して治療を開始することができるとされている（図2）．しかしながら，治療効果が不良である，原因抗原が不明である，免疫療法を念頭に置いている場合などでは，アレ

ルギー検査が必要なことを念頭に置く必要がある．
　アレルギー性鼻炎の確定診断は，鼻汁好酸球検査，皮膚反応テスト（または血清特異的IgE抗体），鼻誘発試験のいずれか2項目以上陽性であることが必要であるが，いずれか一つのみ陽性であっても典型的症状を有し，アレルギー検査が中等度以上陽性であることが条件となる．ただし，好酸球検査のみ陽性のときは好酸球増多性鼻炎など他の鼻炎との鑑別に慎重でなければいけない．

表 1. アレルギー性鼻炎症状の重症度分類

程度および重症度			くしゃみ発作*または鼻漏**				
			++++ 21回以上	+++ 11～20回	++ 6～10回	+ 1～5回	－ ＋未満
鼻閉	++++	1日中完全につまっている	最重症				
	+++	鼻閉が非常に強く口呼吸が1日のうちかなりの時間ある		重症			
	++	鼻閉が強く口呼吸が1日のうちときどきある			中等症		
	+	口呼吸は全くないが鼻閉あり				軽症	
	－	鼻閉なし					無症状

*1日の平均発作回数，**1日の平均鼻かみ回数

（文献1より転載）

表 2. 通年性アレルギー性鼻炎の治療

重症度	軽症	中等症		重症・最重症	
病型		くしゃみ・鼻漏型	鼻閉型または鼻閉を主とする充全型	くしゃみ・鼻漏型	鼻閉型または鼻閉を主とする充全型
治療	① 第2世代抗ヒスタミン薬 ② 遊離抑制薬 ③ Th2サイトカイン阻害薬 ④ 鼻噴霧用ステロイド薬	① 第2世代抗ヒスタミン薬 ② 遊離抑制薬 ③ 鼻噴霧用ステロイド薬 必要に応じて①または②に③を併用する.	① 抗LTs薬 ② 抗PGD$_2$・TXA$_2$薬 ③ Th2サイトカイン阻害薬 ④ 第2世代抗ヒスタミン薬・血管収縮薬配合剤 ⑤ 鼻噴霧用ステロイド薬 必要に応じて①, ②, ③に⑤を併用する.	鼻噴霧用ステロイド薬 ＋ 第2世代抗ヒスタミン薬	鼻噴霧用ステロイド薬 ＋ 抗LTs薬または抗PGD$_2$・TXA$_2$薬 もしくは 第2世代抗ヒスタミン薬・血管収縮薬配合剤 オプションとして点鼻用血管収縮薬を1～2週間に限って用いる.
					鼻閉型で鼻腔形態異常を伴う症例，保存療法に抵抗する症例では手術
	アレルゲン免疫療法				
	抗原除去・回避				

症状が改善してもすぐには投薬を中止せず，数か月の安定を確かめて，ステップダウンしていく
遊離抑制薬：ケミカルメディエーター遊離抑制薬
抗LTs薬：抗ロイコトリエン薬
抗PGD$_2$・TXA$_2$薬：抗プロスタグランジンD$_2$・トロンボキサンA$_2$薬

（文献1より転載）

また，鼻誘発試験のディスクはハウスダストとブタクサのみ市販されていたが，2023年3月をもって販売中止となり，代替となるデバイスの開発が望まれる.

アレルギー性鼻炎の治療

1．重症度分類と病型

本邦のガイドラインでは重症度と病型の組み合わせで治療法の推奨が示されている. 表1に示すように1日平均のくしゃみ発作回数または鼻かみ回数と鼻閉の程度から重症度分類を行う. くしゃみ・鼻漏の程度は強く相関し，その発症メカニズムに共通点が存在するので，両者をまとめてくしゃみ・鼻漏型とし，鼻閉が他の症状に比し特に強いときは鼻閉型とする. 両型がほぼ同じ場合は充全型とする.

2．通年性アレルギー性鼻炎（表2）

軽症例には，第2世代抗ヒスタミン薬，ケミカルメディエーター遊離抑制薬，Th2サイトカイン抑制薬，あるいは鼻噴霧用ステロイド薬の何れか

表 3. 重症度に応じた花粉症に対する治療法の選択

重症度	初期療法	軽症	中等症		重症・最重症	
病型			くしゃみ・鼻漏型	鼻閉型または鼻閉を主とする充全型	くしゃみ・鼻漏型	鼻閉型または鼻閉を主とする充全型
治療	① 第 2 世代抗ヒスタミン薬 ② 遊離抑制薬 ③ 抗 LTs 薬 ④ 抗 PGD_2・TXA_2薬 ⑤ Th2 サイトカイン阻害薬 ⑥ 鼻噴霧用ステロイド薬	① 第 2 世代抗ヒスタミン薬 ② 遊離抑制薬 ③ 抗 LTs 薬 ④ 抗 PGD_2・TXA_2薬 ⑤ Th2 サイトカイン阻害薬 ⑥ 鼻噴霧用ステロイド薬 ①〜⑥ のいずれか1つ. ①〜⑤ のいずれかに加え, ⑥ を追加.	第 2 世代抗ヒスタミン薬 ＋ 鼻噴霧用ステロイド薬	抗 LTs 薬または抗 PGD_2・TXA_2薬 ＋ 鼻噴霧用ステロイド薬 ＋ 第 2 世代抗ヒスタミン薬 もしくは 第 2 世代抗ヒスタミン薬・血管収縮薬配合剤* ＋ 鼻噴霧用ステロイド薬	鼻噴霧用ステロイド薬 ＋ 第 2 世代抗ヒスタミン薬	鼻噴霧用ステロイド薬 ＋ 抗 LTs 薬または抗 PGD_2・TXA_2薬 ＋ 第 2 世代抗ヒスタミン薬 もしくは 鼻噴霧用ステロイド薬 ＋ 第 2 世代抗ヒスタミン薬・血管収縮薬配合剤* オプションとして点鼻用血管収縮薬を 2 週間程度, 経口ステロイド薬を 1 週間程度用いる.
					抗 IgE 抗体**	
		点眼用抗ヒスタミン薬または遊離抑制薬			点眼用抗ヒスタミン薬, 遊離抑制薬またはステロイド薬	
					鼻閉型で鼻腔形態異常を伴う症例では手術	
	アレルゲン免疫療法					
	抗原除去・回避					

初期療法はあくまでも本格的花粉飛散時の治療に向けた導入であり, よほど花粉飛散が少ない年以外は重症度に応じたシーズン中の治療に早目に切り替える
遊離抑制薬：ケミカルメディエーター遊離抑制薬
抗 LTs 薬：抗ロイコトリエン薬
抗 PGD_2・TXA_2薬：抗プロスタグランジン D_2・トロンボキサン A_2薬
*本剤の使用は鼻閉症状が強い期間のみの最小限の期間にとどめ, 鼻閉症状の緩解がみられた場合には, 速やかに抗ヒスタミン薬単独療法などへの切り替えを考慮する
**最適使用推進ガイドラインに則り使用する

（文献 1 より転載）

を選択する. 中等症でも表 2 に記載のある何れかの薬剤で対応するが, 第 2 世代抗ヒスタミン薬・血管収縮薬配合剤以外の薬剤でコントロール不良な場合は, 必要に応じて鼻噴霧用ステロイド薬を併用する. くしゃみ・鼻漏型の重症・最重症では鼻噴霧用ステロイド薬を主とした第 2 世代抗ヒスタミン薬の併用が推奨されている. 鼻閉型あるいは鼻閉を主とする充全型では鼻噴霧用ステロイド薬に抗ロイコトリエン薬または抗プロスタグランジン D_2・トロンボキサン A_2薬を併用するか, 第 2 世代抗ヒスタミン薬・血管収縮薬配合剤を使用する. オプションとして点鼻用血管収縮薬を最少回数(1〜2 回/日)で 1〜2 週間に限って使用する.

3. スギ花粉症(表 3)

例年, 強い花粉症症状を示す症例では初期療法が勧められている. 第 2 世代抗ヒスタミン薬, 抗ロイコトリエン薬, 鼻噴霧用ステロイド薬は花粉飛散開始予測日または症状が少しでも現れた時点で薬物療法を開始することが推奨されている. その他の薬剤では飛散予測日の 1 週間前をめどに治療を始める. 地域, 花粉飛散量, 個人の過敏性や病型によって症状の発現時期や強さは違うので, 個々に適した治療を患者と相談しながら決定する必要がある. 飛散後も治療の継続が必要なことも

考慮して，なるべく副作用が少なく，経済的にも負担の少ない薬を選択すべきであろう．

症状発現後は花粉飛散量の増加とともに，症状の増悪がみられる場合には表3に従って治療内容をステップアップする．症状発現後に来院する症例では，重症・最重症例が少なくない．花粉症の重症・最重症に対しては，花粉飛散数と例年の花粉症症状（病型，重症度）を参考にして，くしゃみ・鼻漏型では鼻噴霧用ステロイド薬と第2世代抗ヒスタミン薬を併用し，鼻閉型または鼻閉を主とする充全型では鼻噴霧用ステロイド薬，抗ロイコトリエン薬または抗プロスタグランジン D_2・トロンボキサン A_2 薬，第2世代抗ヒスタミン薬の併用，あるいは鼻噴霧用ステロイド薬と第2世代抗ヒスタミン薬・血管収縮薬配合剤の併用で治療を開始する．必要であれば期間を限定して，点鼻用血管収縮薬あるいは経口ステロイド薬を用いる．症状の改善とともに，花粉飛散数の変化を念頭に置きながら表3に従って治療内容をステップダウンする．花粉症は花粉飛散量の増加に伴う一種の急性疾患であり，発症した患者には十分な薬物を用いて対応し，症状の改善に伴って治療内容をステップダウンしていくということが治療のコンセプトである．

オマリズマブ（抗 IgE 抗体）の標準治療に対する上乗せ効果を検証する国内第Ⅲ相試験[3]が施行され，2019年に既存治療で効果不十分な重症または最重症の季節性アレルギー性鼻炎治療薬として承認された．使用の際には，添付文書情報だけでなく，最適使用推進ガイドラインに基づいた使用が求められる．高額な薬剤であり，患者負担を考慮して適用を慎重に判断する必要がある．

アレルギー性鼻炎に対する抗ヒスタミン薬

原因抗原とマスト細胞上の抗原特異的 IgE 抗体の抗原抗体反応により，マスト細胞由来のヒスタミンが遊離され，神経反射を介して，くしゃみ，鼻汁産生が起こる．抗ヒスタミン薬はアレルギー性鼻炎の薬物治療の中でも中心的な役割を担う薬

剤といえよう．第2世代抗ヒスタミン薬は第1世代に比較して，鎮静作用，抗コリン作用は改善しており，効果に関してもくしゃみ，鼻漏だけでなく，鼻閉を含め全般的な改善を期待できる．最近市販されている第2世代抗ヒスタミン薬は H_1 受容体選択性が高く，血液脳関門透過性も低いので鎮静作用が現れにくい（図3）[4]．薬理学的には作用発現が早く，作用持続時間が長いことが求められる．実際の臨床では，患者が効果に期待するのは当然であるが，眠気や自動車運転などへの影響，服用方法（1日1〜2回）やアドヒアランスも重要なポイントとなる．最近では，血管収縮薬配合剤や貼付剤なども市販されている．患者個々の重症度・病型のみならず，社会背景や生活様式に合わせた薬剤の選択を心がけるべきである．また，本邦は高齢化が進んでおり，高齢者におけるアレルギー性鼻炎の有病率も上昇している．臓器機能低下，合併症，薬の飲み合わせについて確認する必要がある（表4）．また，高齢者において認知機能低下や転倒などのリスクが元々高い場合には，抗ヒスタミン薬の鎮静作用の影響が致命的になる可能性もあるので特に留意する．

アレルギー性鼻炎の世界的なガイドラインと位置づけられている ARIA（allergic rhinitis and its impact on asthma）[5]では，原則的には第2世代抗ヒスタミン薬を使用できる状況であれば，第1世代の薬は極力使用するべきではないとしている．副作用が強く出るほうが鼻症状への効果も強いと考えるのは，明らかに誤った認識である．最近では，小児に使用できる第2世代抗ヒスタミン薬も増えてきており，痙攣や不穏・不眠・振戦などの副作用を考慮しても，やはり第1世代抗ヒスタミン薬は極力避けるべきであろう．ときに，第2世代抗ヒスタミン薬をベースで用いて，第1世代を頓服で用いるというような処方例を目にするが，これも誤った使用方法である．d-クロルフェニラミンマレイン酸塩に代表される第1世代抗ヒスタミン薬を使用するうえで，もっとも注意すべきは副作用の強さである．H_1 受容体選択性が低く，血

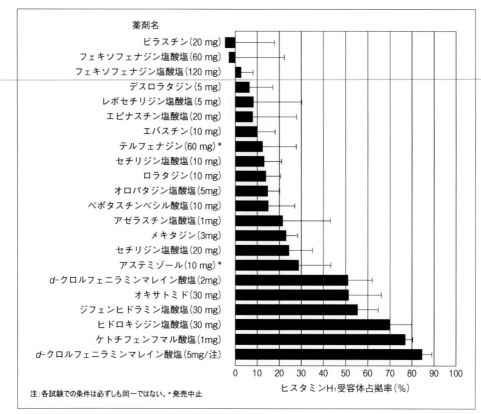

図 3. 抗ヒスタミン薬の脳内 H₁受容体占拠率
最近市販されている第2世代抗ヒスタミン薬は H₁受容体選択性が高く，
血液脳関門透過性も低いので鎮静作用が現れにくい
（文献1より転載，文献4より引用）

表 4. 第2世代ヒスタミン H₁受容体拮抗薬の
使用における禁忌事項および慎重投与

禁忌・慎重投与	ケトチフェン	アゼラスチン塩酸塩	オキサトミド	メキタジン	エピナスチン塩酸塩	エバスチン	セチリジン塩酸塩*	ベポタスチンベシル酸塩	フェキソフェナジン塩酸塩	オロパタジン塩酸塩	ロラタジン**	ビラスチン	ルパタジンフマル酸塩
高齢者	注	注	慎	慎		注	慎	注		慎	慎		慎
腎機能低下患者			慎				慎	慎		慎	慎	慎	慎
肝機能障害患者			慎		慎	慎	慎			慎	慎		慎
緑内障患者			禁										
前立腺肥大などの下部尿路閉塞性疾患患者			禁										

注：注意，慎：慎重投与，禁：禁忌
*レボセリジン塩酸塩を含む，**デスロラタジンを含む
（文献1より転載）

液脳関門透過性も高いので鎮静作用が現れやすい．また，抗コリン作用があり，緑内障，前立腺肥大の症例には禁忌である．

個々における第2世代抗ヒスタミン薬の効果の違い

　第2世代抗ヒスタミン薬は数多くあるが，効果の違いについては不明な部分も多い．そこで，構造系の異なる第2世代抗ヒスタミン薬の効果の違いを評価するために，千葉大学内の花粉飛散室を用いて検証を行った[6]．中等症以上のスギ花粉症ボランティア50例を対象に，プラセボ，抗ヒスタミン薬A（三環系骨格），抗ヒスタミン薬B（ピペラジン骨格）を介入として用いた，3群のプラセボ対照二重盲検クロスオーバー比較試験を行った．スギ花粉曝露の前日21時に試験薬を内服し，翌日の3時間曝露（スギ花粉濃度：8,000個/m³）に臨んだ．くしゃみ，鼻漏，鼻閉，鼻の痒みの4症状を

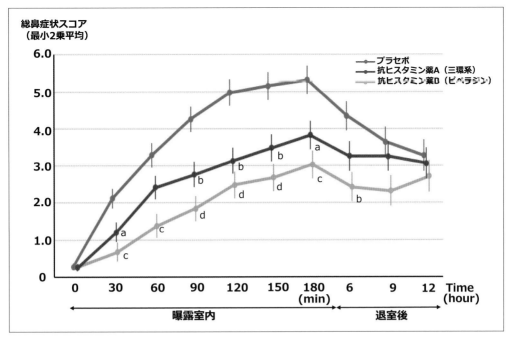

図 4. 構造系の異なる第 2 世代抗ヒスタミン薬の効果の比較
プラセボに対して第 2 世代抗ヒスタミン薬を使用した 2 群では有意な症状抑制を認めたが，
抗ヒスタミン薬 A 群と B 群の間には有意差は認めなかった
a：$P<0.05$，b：$P<0.01$，c：$P<0.001$，d：$P<0.0001$（vs. プラセボ，分散分析モデル）
（文献 6 より引用，一部改変）

合計した総鼻症状スコアの経時的変化について図 4 に示す．3 群において花粉曝露開始とともに速やかに症状スコアは上昇した．各タイムポイントにおいて，プラセボに対して第 2 世代抗ヒスタミン薬を使用した 2 群では有意な症状抑制を認めたが，抗ヒスタミン薬 A 群と B 群の間には有意差は認めなかった．今回の試験で，症例全体の平均では構造系の異なる第 2 世代抗ヒスタミン薬の有意な効果の違いは認めなかったが，興味深いことに個々においては効果の違いがあった症例を多く認めた．抗ヒスタミン薬 A あるいは B を内服した際に，他の一方より強い効果を認めた症例は，それぞれ 12 例および 24 例であった．各薬剤奏効群について背景因子を比較したが，効果に影響するような因子は認められなかった（表 5）．将来，薬理遺伝学などの進歩により，各個人に合った第 2 世代抗ヒスタミン薬を予め選択する個別化医療が可能になることを期待したい．

おわりに

アレルギー性鼻炎の薬物治療に関して，第 2 世代抗ヒスタミン薬を中心に概説した．ある第 2 世代抗ヒスタミン薬の効果が十分でない場合に，構造系が異なるなど違うタイプの薬剤を試してみることは実際の臨床でも有効かもしれない．ただし，元々抗ヒスタミン薬の効果が少ない症例も存在することや，花粉飛散が多い時期などでは第 2 世代抗ヒスタミン薬単剤では症状を十分に抑制できないことも念頭に置く必要がある．その際には，ガイドラインに準じて，症状の病型や重症度を考慮しながら，鼻噴霧用ステロイド薬を含めた他の薬剤への切り替えや併用を患者と相談したうえで検討すべきであろう．

参考文献

1) 日本耳鼻咽喉科免疫アレルギー学会 鼻アレルギー診療ガイドライン作成委員会：鼻アレルギー診療ガイドライン―通年性鼻炎と花粉症―2020 年版（改訂第 9 版）．ライフ・サイエンス，2020.
2) 松原 篤，坂下雅文，後藤 穣ほか：鼻アレルギーの全国疫学調査 2019（1998 年，2008 年との比較）：速報―耳鼻咽喉科医およびその家族を対象として―．日耳鼻会報，**123**：485-490, 2020.
3) Okubo K, Okano M, Sato N, et al：Add-On

表 5. 各薬剤奏効群の背景因子の比較

統計解析は Two-sample t-test, Fisher's exact test, Wilcoxon rank sum test を適宜使用した

背景因子		奏効群		*P*-value
		抗ヒスタミン薬 A 三環系(n=12)	抗ヒスタミン薬 B ピペラジン(n=24)	
性別				
女性	n(%)	5(41.7)	16(66.7)	0.18
男性	n(%)	7(58.3)	8(33.3)	
年齢，歳	Mean(SD)	43.8(9.6)	44.7(11.2)	0.83
スギ花粉症発症年齢，歳	Mean(SD)	27.7(10.1)	23.3(9.7)	0.22
重症度				
最重症	n(%)	5(41.7)	7(29.2)	0.43
重症	n(%)	5(41.7)	11(45.8)	
中等症	n(%)	2(16.7)	6(25.0)	
アレルギー疾患の既往歴				
気管支喘息				
なし	n(%)	11(91.7)	22(91.7)	1.0
過去にあり	n(%)	1(8.3)	2(8.3)	
現在あり	n(%)	0(0)	0(0)	
アトピー性皮膚炎				
なし	n(%)	11(91.7)	22(91.7)	1.0
過去にあり	n(%)	1(8.3)	2(8.3)	
現在あり	n(%)	0(0)	0(0)	
食物アレルギー				
なし	n(%)	9(75.0)	21(87.5)	0.42
過去にあり	n(%)	0(0)	1(4.2)	
現在あり	n(%)	3(25.0)	2(8.3)	
通年性アレルギー性鼻炎				
なし	n(%)	8(66.7)	19(79.2)	0.28
過去にあり	n(%)	0(0)	2(8.3)	
現在あり	n(%)	4(33.3)	3(12.5)	
総 IgE，IU/mL	Mean(SD)	270.1(333.9)	206.6(369.3)	0.62
スギ花粉特異的 IgE UA/mL	Mean(SD)	23.8(18.5)	30.0(53.9)	0.62
スクリーニング時の鼻症状の平均				
(from 120 min to 180 min)				
くしゃみ	Mean(SD)	1.3(1.1)	1.6(0.9)	0.51
鼻漏	Mean(SD)	2.0(0.8)	2.1(0.7)	0.75
鼻閉	Mean(SD)	2.0(0.8)	2.0(0.9)	0.96
鼻の痒み	Mean(SD)	2.0(0.9)	2.1(0.8)	0.64
総鼻症状	Mean(SD)	7.3(3.0)	7.8(2.4)	0.61

（文献 6 より引用，一部改変）

Omalizumab for Inadequately Controlled Severe Pollinosis Despite Standard-of-Care：A Randomized Study. J Allergy Clin Immunol Pract, **8**：3130-3140.e2, 2020.
4) 谷内一彦：薬理作用から見た理想的な抗ヒスタミン薬治療．日耳鼻会報, **123**：196-204, 2020.
5) Bousquet J, et al；Aria Workshop Group：World Health Organization：Allergic rhinitis and its impact on asthma. editors. J Allergy Clin Immunol, **108**(5 Suppl)：S147-S334, 2001.
6) Yonekura S, Okamoto Y, Sakurai D, et al：Efficacy of Desloratadine and Levocetirizine in Patients with Cedar Pollen-Induced Allergic Rhinitis：A Randomized, Double-Blind Study. Int Arch Allergy Immunol, **180**：274-283, 2019.

Summary 構造系の異なる第 2 世代抗ヒスタミン薬について，花粉飛散室を用いてスギ花粉症に対する効果を比較した．

MB ENT, 286：9-13, 2023

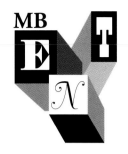

◆特集・アレルギー性鼻炎，慢性副鼻腔炎の薬物療法─適応と効果─

鼻噴霧用ステロイド薬と経口ステロイド薬をどう使用するか？

寺田哲也*

Abstract アレルギー性鼻炎の病態発症メカニズムを主にくしゃみ・鼻水に関与するヒスタミンと，主に鼻閉に関与する好酸球性炎症とロイコトリエンに大別して理解すると，薬物療法に対する考え方がシンプルになる．くしゃみ・鼻水中心の病型を示す場合には抗ヒスタミン薬を中心に薬物療法を行い，鼻閉中心の病型の場合には鼻噴霧用ステロイド薬または抗ロイコトリエン薬を中心とした薬物療法を行うことが基本となる．欧米の診療ガイドラインでは鼻噴霧用ステロイド薬が薬物療法の第一選択とされており，基本的には単剤治療が推奨されている．ただし，本邦の強い症状をきたすスギ花粉症と欧米のブタクサなどの花粉症症状を同列に考えることはできず，スギ花粉症の治療を考える場合には単剤ではなく併用療法が，そして花粉飛散のピーク時には経口ステロイド薬の短期使用を選択することもある．ただし，経口ステロイド薬を使用する場合には，グルココルチコイドによる副作用出現の作用メカニズムと生じ得る多彩な副作用症状について精通している必要がある．

Key words アレルギー性鼻炎(allergic rhinitis)，鼻噴霧用ステロイド薬(intranasal corticosteroids)，経口ステロイド薬(oral corticosteroid)，副作用(side effect)，鼻閉(nasal obstruction)

はじめに

アレルギー性鼻炎を慢性炎症性疾患と捉えた場合，その使用薬剤の中でもっとも効果が期待できるのは，抗炎症薬であるグルココルチコイド薬である．グルココルチコイドは近代医学の発展にもっとも寄与した薬物の一つであるが，同時に多彩な副作用のリスクがあることから，慎重に投与することが求められる．その抗炎症薬としての治療効果は，比較的速やかにかつ顕著に表れる一方で，その副作用は早期に前面に出現するとはいいがたい．つまり，副作用出現の作用機序や，多彩な副作用の臨床症状について，投与する医師が精通している必要がある．特に，生命に直結することがないアレルギー性鼻炎に対する薬物療法で，非可逆的なステロイドの副作用を生じることは避けなければいけない．

そこで本稿ではステロイドの作用機序と，ステロイド投与時の副作用対策，ならびにスギ花粉症シーズンにおける経口ステロイド薬使用の是非，または注意点について概説したい．

薬物療法を考えるうえでの
鼻アレルギー発症メカニズムの基本（図1）

鼻粘膜中の肥満細胞に貯蔵されているヒスタミン，肥満細胞で産生，放出されるロイコトリエン，局所に浸潤する好酸球と好酸球から産生されるロイコトリエンなどが症状発現に深く関与する．もちろん，他にも重要なメディエータは存在するが，薬物選択を考えるうえでまず上記を理解のスタートとしてよい．注意点としては抗原刺激後，即時に放出されるヒスタミンと抗原刺激を受けてから産生され，その後に放出されるロイコトリエンをその血管拡張作用の強さで比較すると数千倍

* Terada Tetsuya，〒569-8686 大阪府高槻市大学町2-7 大阪医科薬科大学耳鼻咽喉科・頭頸部外科，
准教授／アレルギーセンター長

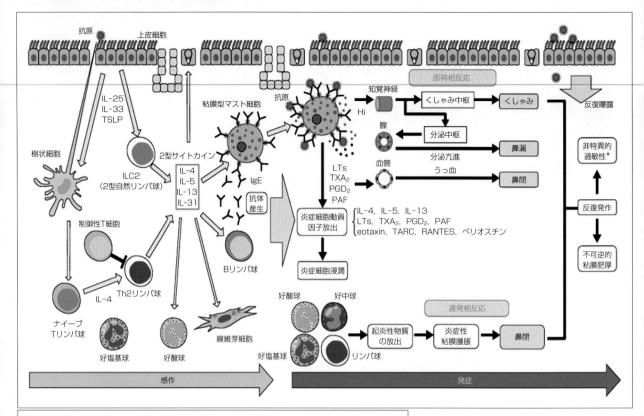

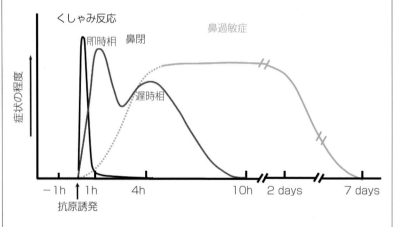

図 1.
薬物療法を考えるうえでの鼻アレルギー発症メカニズムの基本
　a：アレルギー性鼻炎症状発現のメカニズム（鼻アレルギー診療ガイドライン 2020 年版より転載）
　b：Ⅰ型アレルギー反応の基本

ロイコトリエンのほうが高いことが重要である.

　したがって，鼻閉は局所に浸潤する好酸球による局所炎症とロイコトリエンによる血管拡張作用と考えてよい. つまり，鼻閉症状に対する影響を考えた場合，好酸球性炎症，ロイコトリエンによる血管拡張＞＞ヒスタミンによる血管拡張となるので，必然的に鼻閉に対する使用薬剤の中心は鼻噴霧用ステロイド薬または抗ロイコトリエン受容体拮抗薬である. くしゃみ，鼻水が中心の病型や軽症〜中等症の場合には抗ヒスタミン薬を使用薬剤の中心としてよい.

ステロイドの作用機序

　グルココルチコイドは副腎皮質でつくられるホルモンであり，糖，タンパク，脂質などの代謝を調節する重要な役割を担っている. 1948 年にHench が，コルチゾンを関節リウマチに使用し著明な効果を示すことを見出し，1950 年にはノーベル賞を受賞している. それ以降，鉱質作用がなく，強力な抗炎症作用を有する化合物が次々と合成さ

れ，炎症性疾患やアレルギー疾患，そして自己免疫疾患などに対するもっとも有効性の高い治療薬として臨床応用され，現在に至っている．近年，グルココルチコイドは，その受容体を介して遺伝子発現を誘導するのみならず，他の刺激による遺伝子発現に干渉することが明らかにされ，生理作用だけでなく，抗炎症作用，抗アレルギー作用，免疫抑制作用についても共通の機序で論じられるようになった．

グルココルチコイド受容体（GR）は，ほとんどすべての細胞内に存在し，ほとんどすべての臓器，組織の機能維持，代謝の調節に関与し，手術を含めた外的侵襲に対する生体の対応にも重要な役割をもっている．グルココルチコイドは，脳や心臓以外の組織では糖利用を抑制するため，血糖値が上昇する．骨代謝にも影響を及ぼし，骨形成の低下と骨吸収の促進によって骨組織の溶解を引き起こす．また，種々の免疫細胞，炎症細胞の機能を抑制し，サイトカインや炎症性メディエータの産生および遊離を抑制し，強力な抗炎症，抗アレルギー，免疫抑制作用が発現する．

ステロイドの副作用

アレルギー性鼻炎において，ステロイドに期待する薬理作用は強力な抗炎症作用である．経口投与した場合，その治療効果が比較的速やか，かつ顕著に表れる一方で，その副作用は早期に前面に出現するとはいいがたい．つまり，副作用出現の作用機序や，多彩な副作用の臨床症状の出現リスクについて，投与する医師が精通している必要がある．

全身性にステロイド投与をした場合，副作用の出現は投与量と投与期間に依存するが，一般的に総投与量がもっとも重要な副作用発現リスクと考えてよい．たとえば，感染症のリスクは長期投与で増加するが，投与量が多ければ比較的短期間でも出現するとされる．したがって，予想される投与期間と用量を念頭に置き，副作用対策を行いながら投薬する必要がある．

以下に代表的な副作用として感染症，骨粗しょう症，高血圧について概説する

1．感染症≒易感染性

もっとも注意すべき副作用である．Stuck らの報告[1]によるとプレドニゾロン 10 mg/日または総量 700 mg 以下では易感染性状態にはならないとされているが，プレドニゾロン 20 mg/日以上では易感染性のリスクは上昇する．ステロイドを全身性に投与すると，白血球数が増加するにもかかわらず，易感染性を生じるのは矛盾するように思える．ステロイド投与により，末梢血中の好中球数は増加しリンパ球は減少するとされているが，通常好中球は血管壁に接着しているものが多く，ステロイド投与により血管壁から剝がれることで末梢血中の好中球が一見増加しているとされる．しかし，リンパ球は T リンパ球，B リンパ球ともにステロイド投与により減少するため，液性免疫も細胞性免疫も低下し，易感染性を生じる．スギ花粉症の飛散ピーク時に処方されることが少なくないセレスタミン®にはベタメタゾン 0.25 mg が含まれているため，1 日に 2 錠服用するとベタメタゾン 0.5 mg/日の投与量となる．プレドニンとベタメタゾンの力価は 4：25 であり，ベタメタゾン 1 mg はプレドニン 6 mg に相当するため，セレスタミン® 2 錠/日の投与はプレドニン換算 3 mg/日の投与と考えられる．セレスタミン® 2 錠/日をおよそ 8 か月継続して投与するとプレドニン総量 700 mg を超えることになり易感染性のリスクが増加すると考えられる．

2．骨粗しょう症

骨粗しょう症は閉経後の女性において特に気を付ける必要がある．閉経後のエストロゲンの低下に伴う骨量の低下がベースにあるため，グルココルチコイドの全身投与はハイリスクとなる．グルココルチコイドを使用することで腸管でのカルシウムの吸収の低下や腎臓でのカルシウムの排泄増加によって生じるカルシウム低下を調節するために副甲状腺ホルモン（PTH）が上昇し骨吸収が亢進されること，骨芽細胞の分化抑制やアポトーシス

亢進，破骨細胞の分化・活性化やアポトーシスの低下による骨吸収亢進が重要な機序とされている．

「ステロイド性骨粗鬆症の管理と治療のガイドライン（2014 年改訂版）」では，プレドニン換算で7.5 mg/日以上の投与をスコア4点とされている．危険因子として既存骨折，年齢，ステロイド投与量，腰椎骨密度をスコア化し合計3点以上で治療介入が必要とされる．つまり，プレドニン換算で7.5 mg/日以上のステロイド投与が非常にハイリスクであることがわかる．

3．高血圧

グルココルチコイドによる副作用としての高血圧は比較的早期に起こるとされる．NOの低下による血管平滑筋の収縮やアンジオテンシンⅡの増加，グルココルチコイドが腎尿細管上皮細胞状のミネラルコルチコイド受容体に結合することによるナトリウム貯留やカリウム排泄亢進による水分貯留が関与するとされる．

上記は，全身性にステロイドを投与した際に注意すべき副作用であって，生物学的利用率（バイオアベイラビリティ）の低い鼻噴霧用ステロイド薬を用いる場合には通常問題とならない．ただ，花粉症と異なり通年性のアレルギー性鼻炎に対し，継続的・経年的に使用する際には注意が必要である．

成人と異なり小児の場合は鼻噴霧用ステロイド薬の長期投与が骨端の成長抑制，つまり低身長をきたす可能性があり注意が必要である[2][3]

鼻噴霧用ステロイド薬の作用機序

アレルギー性炎症に対して，強力な局所抗炎症薬として用いられる鼻噴霧用ステロイド薬はすべて合成グルココルチコイドである．GR は細胞質内ではヒートショックプロテインなどと複合体を形成し，不活性な状態で存在するが，グルココルチコイドが結合するとヒートショックプロテインを解離し，核内の DNA との結合が可能となる．そして，AP-1（activator protein-1）や NF-κB と

直接反応し転写活性の抑制を介してその効果を発揮する．鼻噴霧用ステロイド薬は，鼻粘膜に浸潤した炎症細胞に対して，粘膜型肥満細胞，好酸球，樹状細胞数の抑制，サイトカイン産生と放出の抑制を，さらに鼻粘膜の構築細胞に対しては上皮細胞や血管内皮細胞，分泌腺に作用し，サイトカイン産生抑制，血管透過性抑制，腺分泌の抑制といった作用を介して効果を発現するとされる．

鼻アレルギー診療ガイドラインにおける経口ステロイド薬，鼻噴霧用ステロイド薬

鼻噴霧用ステロイド薬の特徴として ① 効果は強い，② 効果発現は約1〜2日，③ 副作用は少ない，④ 鼻アレルギーの3症状に等しく効果がある，⑤ 投与部位のみ効果が発現する，と記載されている（表1）．副作用に関しては，1年以上の連用でも全身性の副作用は少なく，またバイオアベイラビリティが低い薬剤のほうがより全身性副作用が出現しにくいとされる．効果に関しては確実で，効果発現は1〜2日で認められ長期連用にてその改善率は上昇し，また重症例にも効果をもち著効する場合も少なくないとされる．抗ヒスタミン薬抵抗性の鼻閉にも効果を有し，血管収縮剤の点鼻に依存する薬剤性鼻炎からの離脱，血管運動性鼻炎などにも効果をもつ．また，minimum persistent inflammation の概念に基づき初期療法としても有効である．

効果が強く，効果発現も早く，3症状に等しく効果をもち，副作用も少ない，となると非の打ちどころのない第一選択薬との考え方もある．ただし，喘息を併せもつ鼻閉を中心とする鼻アレルギーを有する場合などは，局所のみのステロイド投与より抗ロイコトリエン受容体拮抗薬が有用ともいえる．また，たとえば防腐剤の芳香，鼻噴霧する際の刺激に対し，鼻過敏性が亢進している場合には，かえってくしゃみや鼻水が誘発される場

表 1．鼻噴霧用ステロイド薬の特徴

① 効果は強い
② 効果発現は約1〜2日
③ 副作用は少ない
④ 鼻アレルギー3症状に等しく効果がある
⑤ 投与部位のみ効果が発現する

合もあり，コンプライアンスの低下につながる．

経口ステロイド薬は，鼻噴霧用ステロイド薬で制御できない重症，最重症症例に対しての使用薬剤選択肢という立ち位置である．プレドニン換算で30 mg/日投与するとすべての鼻症状が有意に抑制され，プレドニン換算20〜30 mg/日を1週間以内の短期投与とすることが推奨されている．しかし，長期使用による副作用やステロイド離脱困難に注意が必要とされる．

米国の鼻アレルギー診療ガイドライン
（Clinical Practice Guideline：Allergic Rhinitis）における鼻噴霧用ステロイド薬

14のAction Statementsから構成されているガイドライン[4]の中で，鼻噴霧用ステロイド薬は使用薬剤として強く推奨されている．その理由は，種々のRCTにてその有用性が実証されていることや，アレルギー性炎症をターゲットとした抗炎症薬であり受容体拮抗薬とは性格を異にする，副作用を含めたlimitationがほとんどないことが挙げられている．

鼻噴霧用ステロイド薬の単剤使用が治療の基本とされているが，本邦の激烈な症状を誘起するスギ花粉症と欧米のイネ科花粉症を同列に論じることは避けるべきで，スギ花粉症を対象にした場合は鼻噴霧用ステロイド薬と抗ヒスタミン薬の併用療法は，特に重症症例に対してのスタンダードな治療といえる．

まとめ

病型と重症度に応じた薬剤選択が重要であるが，鼻噴霧用ステロイド薬はすべての病型と重症度に対応できる唯一の薬剤と考えてよい．経口ステロイド薬は，ベネフィットと副作用リスクのバランスにかかわるその投与量と投与期間（総投与量）に配慮し，不用意な長期投与は厳に慎むべきである．具体的にはスギ花粉症の大量飛散時期の1週間に限定した投薬に限るべきと考える．

文　献

1) Stuck AE, Minder CE, Frey FJ：Risk of infectious complications in patients taking glucocorticosteroids. Rev Infect Dis, 11(6)：954-963, 1989.
   Summary　全身性ステロイド投与群2,111人の12.7％，対象群2,087人の8.0％で感染症の合併を認め，ステロイド投与が易感染性に関与する．
2) 岡野光博：鼻噴霧用ステロイド薬の臨床―分子レベルにおける作用機序．アレルギーの臨, 30：965-969, 2010.
3) Keith PK, Scadding GK：Are intranasal corticosteroids all equally consistent in managing ocular symptoms of seasonal allergic rhinitis? Curr Med Res Opin, 25(8)：2021-2041, 2009.
4) Seidman MD, et al：Guideline Otolaryngology Development Group. AAO-HNSF：Clinical practice guideline：Allergic rhinitis. Otolaryngol Head Neck Surg, 152(1 Suppl)：S1-S43, 2015.

MB ENT, 286：14-20, 2023

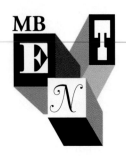

◆特集・アレルギー性鼻炎，慢性副鼻腔炎の薬物療法─適応と効果─

脂質メディエーター阻害薬，ケミカルメディエーター遊離抑制薬と Th2 サイトカイン阻害薬をどのように使用するか？

飯沼智久*

Abstract 本邦で開発され世界へと進出した薬剤は多く存在しているが，アレルギー性鼻炎の治療薬においては脂質メディエーター阻害薬，ケミカルメディエーター遊離抑制薬，そしてTh2 サイトカイン阻害薬は特に日本発がかかわっている．それぞれの薬剤の作用機序はいまだ不明な部分も存在するが，その薬剤の効果と特徴については抗ヒスタミン薬と比較すると似ている面が存在する．脂質メディエーター阻害薬，ケミカルメディエーター遊離抑制薬，そして Th2 サイトカイン阻害薬は概して鼻閉に効果が高いことと，効果の発現には連用することが必要なことが多い．比較的副作用が少なく，使用しやすい反面で効果がマイルドな薬剤も存在している．そのため，次第に使用頻度が減少している薬剤も含まれている．

Key words アレルギー性鼻炎(allergic rhinitis)，花粉症(pollinosis)，脂質メディエーター阻害薬，ケミカルメディエーター遊離抑制薬，Th2 サイトカイン阻害薬(Th2 cytokine suppressor)

はじめに

アレルギー性鼻炎に対する薬剤は様々な種類が開発されてきた．抗ヒスタミン薬を代表とする炎症性物質を制御する薬剤や，体質改善を行うことができる舌下免疫療法など多岐にわたる．病態研究や原因物質を制御しようという長年の研究成果であり，他疾患と比較しても治療選択肢は多いものと考えている．そのため，一つ一つの治療法の特徴を捉えてニーズに合わせて使用していくことが臨床医にとっては重要といえる．本稿では，脂質メディエーター阻害薬，ケミカルメディエーター遊離抑制薬，そして Th2 サイトカイン阻害薬に関して，それぞれの作用機序をまず概説し，その薬剤の効果と特徴についても記載する．

脂質メディエーター阻害薬

1．作用機序

人間は食事から，糖質，タンパク質，脂質，ビタミン，ミネラルの五大栄養素を摂取している．脂質には，栄養素としてコレステロールや中性脂肪として代謝に関与する役割の他に，細胞膜を構成する成分としての役割がある．その細胞膜の脂質成分から産生され放出している生理活性物質を脂質メディエーターと呼んでいる．代表的な脂質メディエーターの産生・反応経路にアラキドン酸カスケードが存在する(図 1)．細胞膜を構成するリン脂質からホスホリパーゼ A_2(PLA$_2$)によって遊離したアラキドン酸を起点として，シクロオキシゲナーゼ(COX)によってプロスタグランジン類やトロンボキサン類に変換される他，リポキシゲナーゼによってロイコトリエン類に代謝される．また，血小板活性化因子(PAF)も PLA$_2$ の反

* Iinuma Tomohisa，〒 260-8677 千葉県千葉市中央区亥鼻 1-8-1　千葉大学大学院医学研究院耳鼻咽喉科・頭頸部腫瘍学，助教

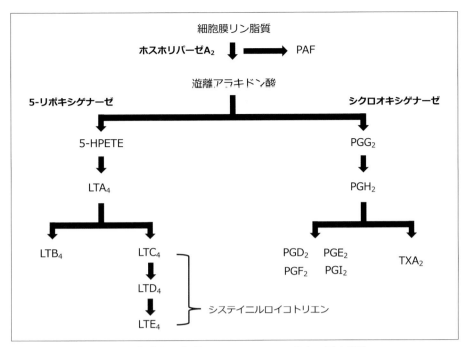

図 1. 代表的な脂質メディエーターの産生・反応経路
（アラキドン酸カスケード）

応の際に遊離し，炎症の惹起に一役買っている．アレルギー性炎症においてこれらの反応は，肥満細胞，好酸球，好塩基球などの顆粒球の細胞膜上で起こるとされている．多種の脂質メディエーターがアレルギー性鼻炎の局所において産生されているが，脂質メディエーター阻害薬として使用されているものはロイコトリエン受容体拮抗薬とプロスタグランジンD_2（PGD_2）・トロンボキサンA_2（TXA_2）受容体拮抗薬である．

　ロイコトリエンC_4（LTC_4），LTD_4，LTE_4は分子内にアミノ酸であるシステインを含有するためシステイニルロイコトリエン（CysLT）と呼ばれる．CysLTにはCysLT$_1$受容体とCysLT$_2$受容体が存在し，その中でもCysLT$_1$は血管の内皮細胞や好酸球，好中球，肥満細胞，マクロファージなどに発現する[1]．鼻アレルギーにおいては，肥満細胞や好酸球などから産生されたCysLTが受容体を介して，血管の透過性亢進や拡張を引き起こすことで鼻汁や鼻閉の症状につながり，炎症細胞にはさらなる炎症の惹起を促している（図2）．ロイコトリエンによる鼻粘膜腫脹はヒスタミンの約30倍，血小板活性化因子（PAF）の約8倍にあたる．本邦で承認されている抗ロイコトリエン受容体拮

抗薬はプランルカストとモンテルカストの2種類であるが，両薬剤ともにCysLT$_1$の受容体拮抗薬である．なお，プランルカストは日本で開発された世界初の抗ロイコトリエン受容体拮抗薬である．CysLT$_2$受容体も血管内皮や平滑筋への発現を認めておりCysLT$_1$とCysLT$_2$のデュアルアンタゴニストの開発が進んでいたが，現時点では拮抗薬は承認されていない．

　PGD_2はPGH_2から合成酵素（PGD_2 synthase：PGDS）によって産生される．多彩な細胞が合成酵素をもちPGD_2が産生されるが，鼻粘膜では主に肥満細胞が産生しているとされる．その受容体は2種類存在し，D-prostanoid（DP）およびchemoattractant receptor homologous molecule expressed on Th2 cells（CRTH$_2$）であり，それぞれDP$_1$ならびにDP$_2$と呼ばれている．両者ともに日本人が同定した分子である[2]．DPは鼻腔内では好酸球などの炎症細胞や上皮細胞や線維芽細胞などに広く発現し，CRTH$_2$はTh2細胞，2型自然リンパ球や好酸球などアレルギー炎症にかかわっている細胞に特徴的に発現している．機能として，DPを介した反応はアレルギーを悪化させるだけではなく炎症を抑制する効果が存在するとも報告されて

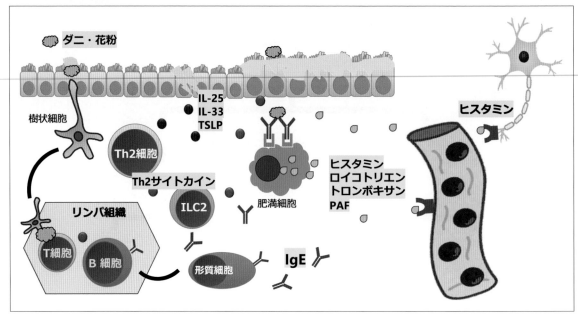

図 2. アレルギー性鼻炎の病態

おり，解釈が難しい面がある．しかし，鼻腔の粘膜では PGD_2 を鼻に直接注入することによって鼻閉が生じるという報告があり，DP が関与していることが示されている．一方で，$CRTH_2$ は刺激によって Th2 細胞からは Th2 サイトカインが産生されて好酸球浸潤を促し，PGD_2 による $CRTH_2$ を介した 2 型自然リンパ球の活性化も報告されており，強いアレルギー性炎症反応を媒介している[3]．TXA_2 は主に肥満細胞や血小板においてアラキドン酸より産生される．生理作用としては，強力な血管凝集作用，気管支・血管平滑筋に対する収縮作用をもつが，鼻粘膜においては血管透過性の亢進による鼻閉の惹起が示唆されている．受容体は thromboxane prostanoid（TP）と呼ばれ，血管平滑筋に発現している．抗 PGD_2・TXA_2 薬であるラマトロバンは，$CRTH_2$ と TP の両者を阻害することで PGD_2 と TXA_2 の両者の炎症作用を抑制している．なお DP 拮抗薬として Laropiprant の開発が進行していたが，アメリカでの季節性アレルギー性鼻炎に対する二重盲検試験では有効性が証明されなかった．

2．効果と特徴

脂質メディエーター阻害薬の全般にいえることは，鼻閉に対して優れた改善効果を示すことと内服後の効果には連用が勧められることである．

抗ロイコトリエン薬はプランルカストが 1995 年に気管支喘息に，2000 年にアレルギー性鼻炎に対して保険適用となった．その後，2008 年にモンテルカストがアレルギー性鼻炎に対して保険適用となっている．気管支喘息におけるメタアナリシスの結果では，ステロイド吸入薬の連日使用で喘息コントロールができていない持続性喘息の青年および成人に対して，抗ロイコトリエンの追加は，同量のステロイド吸入薬と比較して喘息発作増悪の減少，肺機能および喘息コントロールの改善に有用であるとされる[4]．通年性アレルギー性鼻炎患者を対象として行われたプランルカストの第 III 相試験では，鼻閉に対して優れた効果を示し，鼻汁分泌の抑制に関しても抗ヒスタミン薬と同等の効果が得られている[5][6]．鼻アレルギー診療ガイドラインにおいても，鼻閉に対する効果は抗ヒスタミン薬より優れているが，これらの効果に関しては内服開始後 1 週間までに認められ連用で改善率が上昇するとの記載がある（表 1）．また，作用機序の異なる抗ヒスタミン薬との併用でも改善が認められている．モンテルカストとロラタジンの併用は，プラセボおよび各薬剤の単独投与と比較して，眼症状，夜間や日中の個々の鼻の症状，QOL も有意に改善している[7]．また，花粉症に対しては抗ロイコトリエン薬の初期療法も有効であ

表 1. ロイコトリエン受容体拮抗薬の特徴

① 鼻粘膜の容積血管拡張や血管透過性を抑制し，鼻閉を改善する．
② 鼻閉に対する効果は，第 2 世代抗ヒスタミン薬よりも優れる．
③ 好酸球浸潤や鼻汁分泌を抑制する．
④ くしゃみ，鼻汁にも有効である．
⑤ 効果発現は内服開始後 1 週までに認められ，連用で改善率が上昇する．

（鼻アレルギー診療ガイドライン 2020 年版より転載）

表 2. プロスタグランジン D_2・トロンボキサン A_2 受容体
拮抗薬の特徴

① 血管透過性を抑制し，鼻閉を改善する．
② 鼻閉に対する効果は，第 2 世代抗ヒスタミン薬よりも優れる．
③ 好酸球浸潤や鼻過敏症を抑制する．
④ くしゃみ，鼻汁にも有効である．
⑤ 効果発現は 1 週間で認められ，長期連用で改善率が上昇する．

（鼻アレルギー診療ガイドライン 2020 年版より転載）

ることが提唱されている．我々の施設でも以前にプランルカストを用いて，花粉飛散シーズン前からの内服によって，症状の改善が認められるかを二重盲検比較試験で行ったが，スギ花粉飛散開始直前からのプランルカスト投与は，飛散期間中のアレルギー性鼻炎の症状軽減に有効であることが示されている[8]．使用によって眠気を引き起こすことはなく，気管支喘息にも効果が認められていることから，鼻閉型や気管支喘息合併例などに使用が推奨される．副作用に関して頻度は高くはないが，血液障害，肝障害などに注意が必要である．

抗 PGD_2・TXA_2 薬は気管支喘息のクロスオーバー試験において，プラセボ群に比較して有意に気道抵抗性を改善し，気道過敏性の抑制効果が示されている[9]．同様にアレルギー性鼻炎においても複数の報告において 2〜4 週間前後の期間内服を継続することで徐々に効果の発現を認めるとされている[10)11]．大橋らの報告によると，多施設共同での長期投与試験において，くしゃみのスコアは使用 4 週後以降，鼻汁や鼻閉のスコアは 2 週後以降から有意に改善したとしている．鼻アレルギー診療ガイドラインには，効果発現は 1 週間で認められ，長期連用で改善率が上昇すると記載されている（表2）．抗ロイコトリエン薬とともに抗 PGD_2・TXA_2 薬もすべての鼻症状に有効であるが，症状別に考えると，抗ヒスタミン薬と比較してくしゃみや鼻汁の改善度よりも鼻閉の改善度がよいことが特徴的である．副作用としては血小板

凝集能を抑制することから抗血小板薬や血栓溶解薬との相互作用が問題となり，頻度が高くはないものの，肝炎や肝障害に注意が必要である．

ケミカルメディエーター遊離抑制薬

1．作用機序

ケミカルメディエーター遊離抑制薬は抗ヒスタミン薬や抗ロイコトリエン薬ではなく，以前は肥満細胞安定薬とも呼ばれていたクロモグリク酸ナトリウム，トラニラスト，アンレキサノクス，ペミロラストカリウムの 4 種の薬剤を指す．これらの薬剤は基本的には肥満細胞やその他，炎症細胞からのケミカルメディエーターの遊離を抑制する薬剤として使用されているが，作用機序が不明な点が多い．

まずクロモグリク酸ナトリウムであるが，地中海沿岸に自生する植物の種子から発見され，その気管支拡張作用に注目されて開発された薬剤である．肥満細胞からのケミカルメディエーター遊離抑制により抗アレルギー作用を発揮することに加えて，マクロファージ，好酸球，好中球からのケミカルメディエーターによる炎症を抑制するとされている[12]．しかし，その後の検討では肥満細胞の脱顆粒抑制作用や抗炎症作用も強くはないなどの報告もあり，作用機序は明らかでない部分が多い．食物アレルギーに対する効果は，クロモグリク酸ナトリウムが腸管からの吸収が弱いことにより，腸管粘膜上の肥満細胞を抑えて腸管透過性の

表 3. 経口ケミカルメディエーター遊離
　　　抑制薬の特徴

① 連用により改善率が上昇する.
② 効果はマイルドなため臨床効果発現が遅い.
③ 鼻閉にもやや効果がある.
④ 副作用が比較的少ない.
⑤ 眠気がない.

（鼻アレルギー診療ガイドライン 2020 年版
より転載）

亢進を抑制することによって食物抗原の流入を阻止すると考えられている．トラニラストは皮膚の炎症反応の抑制や，動物実験からは各種のケミカルメディエーターの遊離抑制作用が報告されている．アンレキサノクスはラットの皮膚アナフィラキシー反応を抑制し，ロイコトリエン抑制作用の報告がある．ペミロラストカリウムは細胞膜のリン脂質代謝を阻害することで細胞外へのカルシウムの移動を抑制して，ケミカルメディエーターの遊離を抑制しているとされている．

2．効果と特徴

クロモグリク酸は気管支喘息において吸入薬として使用されてきた経歴がある．運動誘発性喘息の予防に関するシステマティックレビューでは，短時間作用型 β 作動薬および抗コリン薬，プラセボの 4 群で比較がなされており，クロモグリク酸は短時間作用型 β 作動薬には及ばないが，プラセボや抗コリン薬よりも有効であったとされている[13]．アレルギー性鼻炎に対しても局所投与として使用されており，連用により改善率が上昇するがマイルドな効果が特徴とされている（表 3）．点鼻薬としての比較試験はいくつか存在しているが，二重盲検試験としてフルチカゾンの点鼻薬との比較試験では，目の症状改善に差はなかったものの，鼻症状の改善は鼻水やくしゃみ症状でフルチカゾンの点鼻薬のほうが有意に改善しているという結果であった[14]．使用による眠気もなく，副作用は比較的少ない．トラニラスト，ペミロラストカリウムはスギ花粉症やブタクサ花粉症に対する初期療法の二重盲検比較試験が行われており，有用性が報告されている．アンレキサノクスに関しても 4 週間投与でクロモグリク酸ナトリウムを超える鼻汁好酸球の減少や抗炎症作用の報告がある．ただし，現在ではアレルギー性鼻炎に用いる

ことは少ないと思われる．たとえば，トラニラストについては耳鼻咽喉科医においても鼻アレルギーに使用するよりケロイドや瘢痕拘縮に用いられることが多いと思われる．この薬剤に関しては副作用として肝障害や出血性膀胱炎が 1% 近くにみられ，注意が必要である．

Th2 サイトカイン阻害薬

1．作用機序

図 2 でも示したように，アレルギー性鼻炎の病態には CD4 陽性 T 細胞の中で特に Th2 細胞が重要な役割を果たしている．アレルゲンが体内に入り鼻粘膜表面に接すると樹状細胞を介して Th2 細胞も活性化し，IL-4，IL-5，IL-13 などの Th2 サイトカインを放出する．IL-4 はナイーブ T 細胞から Th2 細胞へ分化するために必要であることに加え，B 細胞が形質細胞へクラススイッチする際に存在すると IgE を産生する形質細胞へ分化する．IL-5 は好酸球の活性化や分化増殖を促すサイトカインであり，アレルギー炎症部位への遊走にも大きくかかわっている．また，IL-13 は受容体やシグナル伝達経路は IL-4 と共有しているが，気道炎症に特に関与している．IL-13 をマウスの気管に投与すると，粘液産生亢進，杯細胞の過形成，気道粘膜の線維化，過敏性亢進など多岐にわたって炎症性変化をもたらす．IL-13 は直接気道組織に作用して粘液産生や気道過敏性の亢進を引き起こす可能性が示唆されている．ただし，IL-4 は Th2 細胞の誘導作用や肥満細胞の活性化作用をもっているのに対して，IL-13 はそのような分化への作用はもち合わせていない．

トシル酸スプラタストは含硫化合物に免疫調整能があることから本邦で開発された薬剤となる．スクリーニングされた物質の中から，ジメチルスルホニウム化合物のうちで IgE 抗体の産生を抑制するものとしてトシル酸スプラタストが選定された．作用として，IgE 抗体の産生抑制，Th2 細胞の転写因子である GATA3 の発現抑制などが挙げられている．また好酸球，肥満細胞，杯細胞など

の活性化を抑制する作用も存在するとされている[15].

2．効果と特徴

気管支喘息を対象とした試験では，ステロイド依存性喘息において，トシル酸スプラタストによる治療は肺機能と症状コントロールを改善し大きな副作用なしに吸入コルチコステロイドの投与量を減らすことを可能にした[16].　通年性アレルギー性鼻炎の患者にトシル酸スプラタストを投与した試験においては，「中等度改善」以上が52.6%と高率であったとされる．鼻症状を全般的に抑えるだけではなく，ダニのIgE抗体値も有意に減少させた[17].　ただし，投与2～12週目まで徐々に改善度が上昇することもわかるため，効果の発現には連用が必要になると思われる．スギ花粉症に対しては特に初期療法としての使用の報告が多い．3地区共同で初期療法に関してトラニラストとトシル酸スプラタストの比較試験を行ったところ，花粉飛散ピーク時の4週後まではトシル酸スプラタスト群とトラニラスト群の症状抑制効果に有意差を認めなかったものの，飛散ピーク終了後にはトシル酸スプラタスト投与群において有意な抑制効果を示した[18].　本試験では鼻腔洗浄液中のeosinophil cationic protein減少と臨床効果に相関を認め，薬効の示唆がなされている．市販前，市販後調査の結果でも頻度の高い副反応は確認されていないが，肝機能障害やネフローゼ症候群の報告があり注意が必要である．

おわりに

本稿で記載した薬剤に関して，現在の専攻医や若い先生方においては処方したことがない薬剤も多く含まれていたと思われる．薬剤の開発から処方されていくまでに技術経営においては，「研究」「開発」「事業化」「産業化」の4つの段階に大別される考え方がある．その中で，「魔の川」「死の谷」「ダーウィンの海」の3つの言葉がそれぞれの段階にある障壁を表す．「魔の川」は基礎研究や製品開発のハードルを表し，「死の谷」は製品化から事業化に向けたリソースや資金の投入を意味する．「ダーウィンの海」は事業化から事業成功に向けた競争力や適応力のテストを示す．市場の生存競争によって淘汰され，適応しなければならないことから，ダーウィンの進化論に由来して名付けられたものである．医師や患者の使用実感によるものであったり，もしくは本邦特有であったためや製薬会社の事情によるものかはわからないが，現在はほとんど使用されていない薬剤も存在する．新薬が次々と開発されてくるなかで，選択肢の多いアレルギー性鼻炎の治療法にも自然淘汰が進んでいる印象がある．

文 献

1) Yokomizo T, Nakamura M, Shimizu T：Leukotriene receptors as potential therapeutic targets. J Clin Invest, **128**(7)：2691-2701, 2018.

2) Hirata M, Kakizuka A, Aizawa M, et al：Molecular characterization of a mouse prostaglandin D receptor and functional expression of the cloned gene. Proc Natl Acad Sci U S A, **91**(23)：11192-11196, 1994.

3) Salimi M, Stöger L, Liu W, et al：Cysteinyl leukotriene E4 activates human ILC2s and enhances the effect of prostaglandin D2 and epithelial cytokines. J Allergy Clin Immunol, **140**(4)：1090-1110, 2017.

4) Chauhan BF, Jeyaraman MM, Singh Mann A, et al：Addition of anti-leukotriene agents to inhaled corticosteroids for adults and adolescents with persistent asthma. Cochrane Database Syst Rev, **3**(3)：Cd010347, 2017.

5) 奥田　稔，海野徳二，和田哲治ほか：ONO-1078(プランルカスト水和物)の通年性鼻アレルギーに対する臨床評価　3用量比較による多施設共同二重検比較試験(用量設定試験)．耳鼻と臨, **43**(5)：631-657, 1997.
Summary 本邦において開発されたプランルカストの有用性を本邦から示した報告である．

6) 奥田　稔，形浦昭克，戸川　清ほか：プランルカストの通年性鼻アレルギーに対する臨床評価　塩酸エピナスチンを対照薬とした多施設共同二重盲検比較試験．耳鼻と臨, **44**(1)：47-72, 1998.

7) Meltzer EO, Malmstrom K, Lu S, et al：Concomitant montelukast and loratadine as treatment for seasonal allergic rhinitis：a randomized, placebo-controlled clinical trial. J Allergy Clin Immunol, **105**(5)：917-922, 2000.

8) Yonekura S, Okamoto Y, Okubo K, et al：Beneficial effects of leukotriene receptor antagonists in the prevention of cedar pollinosis in a community setting. J Investig Allergol Clin Immunol, **19**(3)：195-203, 2009.

9) Aizawa H, Shigyo M, Nogami H, et al：BAY u3405, a thromboxane A2 antagonist, reduces bronchial hyperresponsiveness in asthmatics. Chest, **109**(2)：338-342, 1996.

10) 海野徳二, 馬場駿吉, 中島　築ほか：通年性鼻アレルギーに対するラマトロバン(BAY u 3405)の臨床試験　鼻閉に対する効果の検討. 臨床医薬, **12**(12)：2593-2611, 1996.

11) 大橋淑宏, 大野義春, 岡本英樹ほか：通年性鼻アレルギーに対する Ramatroban(BAY u 3405)の臨床的検討　長期投与試験. 臨床医薬, **13**(1)：141-159, 1997.

12) Orgel HA, Meltzer EO, Kemp JP, et al：Comparison of intranasal cromolyn sodium, 4%, and oral terfenadine for allergic rhinitis：symptoms, nasal cytology, nasal ciliary clearance, and rhinomanometry. Ann Allergy, **66**(3)：237-244, 1991.

13) Spooner CH, Spooner GR, Rowe BH：Mast-cell stabilising agents to prevent exercise-induced bronchoconstriction. Cochrane Database Syst Rev, **2003**(4)：Cd002307, 2003.

14) Bousquet J, Chanal I, Alquié MC, et al：Prevention of pollen rhinitis symptoms：comparison of fluticasone propionate aqueous nasal spray and disodium cromoglycate aqueous nasal spray. A multicenter, double-blind, double-dummy, parallel-group study. Allergy, **48**(5)：327-333, 1993.

15) Hoshino M, Fujita Y, Saji J, et al：Effect of suplatast tosilate on goblet cell metaplasia in patients with asthma. Allergy, **60**(11)：1394-1400, 2005.

16) Tamaoki J, Kondo M, Sakai N, et al：Effect of suplatast tosilate, a Th2 cytokine inhibitor, on steroid-dependent asthma：a double-blind randomised study. Tokyo Joshi-Idai Asthma Research Group. Lancet, **356**(9226)：273-278, 2000.
Summary スプラタストが世界的に注目されるきっかけとなった報告である.

17) 酒井　昇：通年性鼻アレルギーに対するアイピーディの長期投与の臨床評価. 新薬と臨牀, **53**(2)：175-182, 2004.

18) 今中政支, 寺田哲也, 竹中　洋ほか：IPD のスギ花粉症に対する初期治療効果　3 施設同時トライアル. 日鼻誌, **37**(4)：316-322, 1998.

MB ENT, 286：21-30, 2023

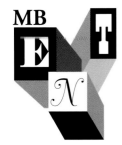

◆特集・アレルギー性鼻炎，慢性副鼻腔炎の薬物療法─適応と効果─

アレルギー性鼻炎に対する生物学的製剤の現状と将来

鈴木元彦[*1]　　田尻智子[*2]　　金光禎寛[*3]

Abstract　　本邦においてアレルギー性鼻炎は国民の約5割が罹患しているとの報告もあり，今や "国民病" ともいわれている．また，アレルギー性鼻炎の3大症状はくしゃみ，水様性鼻汁，鼻閉であるが，鼻の瘙痒感，頭痛，嗅覚障害，睡眠障害など様々な症状や障害を引き起こし，quality of life（QOL）に強く影響する疾患である．アレルギー性鼻炎や花粉症に対する治療は，① 抗原回避，② 薬物療法，③ 手術療法，④ 免疫療法の4つに大別されるが，近年スギ花粉症に対して生物学的治療薬であるオマリズマブが臨床にて用いられるようになった．以上を踏まえ，本稿ではアレルギー性鼻炎に対する生物学的製剤の現状と将来について概説する．

Key words　　アレルギー性鼻炎（allergic rhinitis），抗IgE抗体療法（anti-IgE antibody therapy），オマリズマブ（omalizumab），花粉抗原感作（sensitization of pollen allergen），生物学的製剤（biologics）

はじめに

　本邦においてアレルギー性鼻炎は国民の約5割が罹患しているとの報告もあり[1)2)]，今や "国民病" ともいわれている．アレルギー性鼻炎の3大症状はくしゃみ，水様性鼻汁，鼻閉であるが，鼻の瘙痒感，頭痛，嗅覚障害，睡眠障害など様々な症状や障害を引き起こし，quality of life（QOL）に強く影響する疾患である．

　また，スギ花粉症も本邦においては国民の約4割が罹患しているとの報告もあり[1)2)]，臨床において重要な疾患である．スギ花粉症の代表的な症状といえば，くしゃみ，水様性鼻汁，鼻閉であるが，鼻以外にも眼，のど，気管支，皮膚など全身に症状を引き起こすこともあり得る．

　アレルギー性鼻炎や花粉症に対する治療は，① 抗原回避，② 薬物療法，③ 手術療法，④ 免疫療法の4つに大別されるが，外来治療においては薬物療法が中心となる．薬物療法としては通年性アレルギー性鼻炎と季節性アレルギー性鼻炎（花粉症）に分けて鼻アレルギー診療ガイドラインが重症度による治療法の選択を規定している（表1, 2）[2)]．そして，鼻アレルギー診療ガイドラインの治療法の選択にも記載されているように，通年性アレルギー性鼻炎と季節性アレルギー性鼻炎ともに，実際の治療においては抗ヒスタミン薬，鼻噴霧用ステロイド薬や抗ロイコトリエン拮抗薬が中心となっている．

　気管支喘息や慢性関節リウマチなどの疾患に対して分子標的生物学的治療薬が臨床にて用いられるようになり，高い効果を示すことが報告されている．生物学的製剤とは化学的に合成された化合物とは異なり，生物によって産生される蛋白質などを応用してできる医薬品である．予防接種として使われるワクチン製剤，インスリンをはじめとするホルモン製剤，凝固因子製剤や免疫グロブリ

[*1] Suzuki Motohiko，〒467-8602　愛知県名古屋市瑞穂区瑞穂町川澄1　名古屋市立大学耳鼻咽喉科，教授
[*2] Tajiri Tomoko，名古屋市立大学呼吸器・免疫アレルギー内科，講師
[*3] Kanemitsu Yoshihiro，同，講師

表 1. 通年性アレルギー性鼻炎の治療

重症度	軽症	中等症		重症・最重症	
病型		くしゃみ・鼻漏型	鼻閉型または鼻閉を主とする充全型	くしゃみ・鼻漏型	鼻閉型または鼻閉を主とする充全型
治療	① 第2世代抗ヒスタミン薬 ② 遊離抑制薬 ③ Th2 サイトカイン阻害薬 ④ 鼻噴霧用ステロイド薬	① 第2世代抗ヒスタミン薬 ② 遊離抑制薬 ③ 鼻噴霧用ステロイド薬 必要に応じて ① または ② に ③ を併用する.	① 抗 LTs 薬 ② 抗 PGD$_2$・TXA$_2$薬 ③ Th2 サイトカイン阻害薬 ④ 第2世代抗ヒスタミン薬・血管収縮薬配合剤 ⑤ 鼻噴霧用ステロイド薬 必要に応じて ①, ②, ③ に ⑤ を併用する.	鼻噴霧用ステロイド薬 ＋ 第2世代抗ヒスタミン薬	鼻噴霧用ステロイド薬 ＋ 抗 LTs 薬または抗 PGD$_2$・TXA$_2$薬 もしくは 第2世代抗ヒスタミン薬・血管収縮薬配合剤 オプションとして点鼻用血管収縮薬を1〜2週間に限って用いる.
					鼻閉型で鼻腔形態異常を伴う症例, 保存療法に抵抗する症例では手術
	アレルゲン免疫療法				
	抗原除去・回避				

（文献 1 より転載）

表 2. 重症度に応じた花粉症に対する治療法の選択

重症度	初期療法	軽症	中等症		重症・最重症	
病型			くしゃみ・鼻漏型	鼻閉型または鼻閉を主とする充全型	くしゃみ・鼻漏型	鼻閉型または鼻閉を主とする充全型
治療	① 第2世代抗ヒスタミン薬 ② 遊離抑制薬 ③ 抗 LTs 薬 ④ 抗 PGD$_2$・TXA$_2$薬 ⑤ Th2 サイトカイン阻害薬 ⑥ 鼻噴霧用ステロイド薬	① 第2世代抗ヒスタミン薬 ② 遊離抑制薬 ③ 抗 LTs 薬 ④ 抗 PGD$_2$・TXA$_2$薬 ⑤ Th2 サイトカイン阻害薬 ⑥ 鼻噴霧用ステロイド薬 ①〜⑥ のいずれか1つ. ①〜⑤ のいずれかに加え, ⑥ を追加.	第2世代抗ヒスタミン薬 ＋ 鼻噴霧用ステロイド薬	抗 LTs 薬または抗 PGD$_2$・TXA$_2$薬 ＋ 鼻噴霧用ステロイド薬 ＋ 第2世代抗ヒスタミン薬 もしくは 第2世代抗ヒスタミン薬・血管収縮薬配合剤* ＋ 鼻噴霧用ステロイド薬	鼻噴霧用ステロイド薬 ＋ 第2世代抗ヒスタミン薬	鼻噴霧用ステロイド薬 ＋ 抗 LTs 薬または抗 PGD$_2$・TXA$_2$薬 ＋ 第2世代抗ヒスタミン薬 もしくは 鼻噴霧用ステロイド薬 ＋ 第2世代抗ヒスタミン薬・血管収縮薬配合剤* オプションとして点鼻用血管収縮薬を2週間程度, 経口ステロイド薬を1週間程度用いる.
					抗 IgE 抗体**	
		点眼用抗ヒスタミン薬または遊離抑制薬			点眼用抗ヒスタミン薬, 遊離抑制薬またはステロイド薬	
					鼻閉型で鼻腔形態異常を伴う症例では手術	
	アレルゲン免疫療法					
	抗原除去・回避					

（文献 1 より転載）

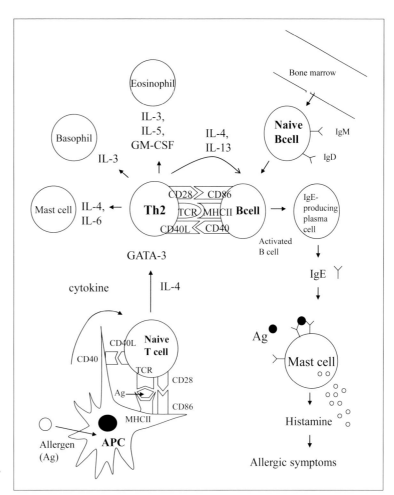

図 1.
アレルギー反応のメカニズム

ン製剤なども広義の生物学的製剤である．そして，条件付きではあるが，近年スギ花粉症に対する分子標的生物学的製剤として抗ヒト IgE モノクローナル抗体製剤（抗 IgE 抗体製剤，オマリズマブ（omalizumab），ゾレア®）を用いることができるようになった．以上を踏まえ，本稿においては生物学的製剤の現状と将来について概説する．

アレルギー反応のメカニズム[3)4)]

治療を考えるうえで，病態のメカニズムを理解することは重要であり，まずアレルギー反応のメカニズムについて説明する．アレルギー性鼻炎や花粉症は典型的な I 型アレルギー疾患であり，体内に侵入した抗原（アレルゲン）は抗原提示細胞によりペプチド化されナイーブ T 細胞に提示される．抗原刺激によりナイーブ T 細胞はアレルギー反応を誘導するタイプ 2 ヘルパー T 細胞（Th2）に

なるが，T 細胞より産生されたインターロイキン（IL）-4，IL-13 などのサイトカインによって B 細胞は抗体産生細胞となる[5)]．そして，抗体産生細胞より抗原特異的 IgE 抗体が産生される．アレルギー性鼻炎や花粉症の発症には抗原特異的 IgE が必要であり，抗原特異的 IgE が体内で産生されることを感作の成立という（図 1）．

産生された抗原特異的 IgE 抗体は肥満細胞や好塩基球に結合している．再度体内に侵入した抗原の IgE 抗体への結合により，肥満細胞などが脱顆粒を引き起こし，ヒスタミンなどの炎症性物質が遊離される．ヒスタミンは鼻粘膜に存在する知覚神経細胞や血管に存在するヒスタミン H_1 受容体に結合する．神経は刺激されくしゃみ中枢経路を経てくしゃみを起こす．また，ほぼ同時に副交感神経を刺激し，アセチルコリンを分泌させる．アセチルコリンは鼻腺細胞に作用し，水様性鼻汁を

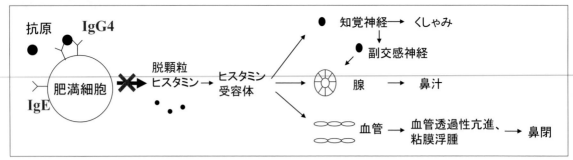

図 2. アレルギー性鼻炎症状発症のメカニズム
（文献1より一部改変して転載）

引き起こす．さらに，鼻粘膜の血管透過性の亢進，粘膜浮腫も生じて鼻閉が生じる．また，肥満細胞が脱顆粒するとヒスタミン以外にロイコトリエン，プロスタグランジン D_2 なども放出される（図2）．したがって，抗ヒスタミン薬や抗ロイコトリエンなどが治療薬として用いられる．また一方，Th2 細胞より産生された IL-5 によっても，好酸球の分化，活性化，誘導が引き起こされて[6)7)]，鼻閉などのアレルギー性鼻炎症状が生じる．

　そして，上記で述べたアレルギー性鼻炎の感作，発症に関与している物質を標的にした分子標的薬はアレルギー性鼻炎の感作や発症に対する予防，治療手段として期待できる．

スギ花粉症に対する生物学的製剤 オマリズマブ

　オマリズマブは，IgE の定常領域で，マスト細胞，好塩基球などの細胞表面に発現する Fcε 受容体 I と結合する Cε3 に特異性をもつ抗体ヒト化単クローナル抗体である．そして，オマリズマブと血中フリー IgE の Cε3 と抗原抗体反応により IgE-抗 IgE 複合体が形成され，マスト細胞／好塩基球に結合する IgE が減少して，抗原との結合・架橋を抑制されることでアレルギー反応を制御する．また，B 細胞上の膜結合型の IgE とも反応するために B 細胞の IgE 産生細胞への分化の抑制があるとも考えられている．大久保らはスギ花粉症患者に対して 1 月 19 日〜2 月 10 日の間にオマリズマブを開始することで，有意にくしゃみ，鼻水，鼻閉が抑制されたと報告している[8)]．

　オマリズマブは喘息における生物学的製剤とし

て最初に認可されたが，慢性蕁麻疹に対しても効能に追加され，さらに現在ではスギ花粉症に対しても適応がある生物学的製剤である．しかし，オマリズマブはすべてのスギ花粉症患者に用いることができるわけでなく，既存の治療を行ったにもかかわらず重症または最重症のスギ花粉症例に限定した治療であり，具体的には，最適使用推進ガイドラインに従って治療対象となる患者のみに投与することになる．そのため，治療開始までにいくつかの条件をクリアする必要がある．まず血液検査にてスギ特異的 IgE 値がクラス 3 以上，総 IgE 値が 30〜1,500 IU/mL の範囲にあることを確認する．また，前シーズンにおいて抗ヒスタミン薬などによる治療にもかかわらずスギ花粉症による症状が重症または最重症であることが必要である（表3）．そして，抗ヒスタミン薬と鼻噴霧用ステロイド薬による治療を行い，1 週間以上経過後のスギ花粉症による症状が前述の標準治療にもかかわらず重症または最重症であることを確認する．また，季節性アレルギー性鼻炎の治療に際し，患者自身による原因花粉抗原の除去と回避も重要であることを患者に指導する．さらに，本剤を含む薬物療法は対症療法であるが，アレルゲン免疫療法（減感作療法）は長期寛解も期待できる治療であることから，患者が長期展望に立った治療法を選択できるよう，季節性アレルギー性鼻炎の治療選択肢について患者に十分に説明することも重要である．

　オマリズマブの用法・用量については，成人および 12 歳以上の小児に 75〜600 mg を 2 または 4 週間毎に皮下に注射する．1 回あたりの投与量並

表 3. アレルギー性鼻炎症状の重症度分類

程度および重症度			くしゃみ発作*または鼻漏**				
			++++ 21回以上	+++ 11〜20回	++ 6〜10回	+ 1〜5回	− +未満
鼻閉	++++	1日中完全につまっている	最重症				
	+++	鼻閉が非常に強く口呼吸が1日のうちかなりの時間ある	重症				
	++	鼻閉が強く口呼吸が1日のうちときどきある			中等症		
	+	口呼吸は全くないが鼻閉あり				軽症	
	−	鼻閉なし					無症状

*1日の平均発作回数，**1日の平均鼻かみ回数

（文献1より転載）

表 4. 投与量換算表（mg/回）

■ 4週間隔投与　■ 2週間隔投与

ベースラインIgE濃度（IU/mL）	体重（kg）									
	≧20〜25	>25〜30	>30〜40	>40〜50	>50〜60	>60〜70	>70〜80	>80〜90	>90〜125	>125〜150
≧30〜100	75	75	75	150	150	150	150	150	300	300
>100〜200	150	150	150	300	300	300	300	300	450	600
>200〜300	150	150	225	300	300	450	450	450	600	375
>300〜400	225	225	300	450	450	450	600	600	450	525
>400〜500	225	300	450	450	600	600	375	375	525	600
>500〜600	300	300	450	600	600	375	450	450	600	
>600〜700	300	225	450	600	375	450	450	525		
>700〜800	225	225	300	375	450	450	525	600		
>800〜900	225	225	300	375	450	525	600			
>900〜1000	225	300	375	450	525	600				
>1000〜1100	225	300	375	450	600					
>1100〜1200	300	300	450	525	600		投与不可			
>1200〜1300	300	375	450	525						
>1300〜1500	300	375	525	600						

（添付文書より）

びに投与間隔は初回投与量血清中総IgE濃度および体重に基づき，表4の投与量換算表により設定する．また，本剤の禁忌は本剤の成分に対し過敏症の既往歴のある患者である．

1．特発性の慢性蕁麻疹と気管支喘息に対するオマリズマブ

特発性の慢性蕁麻疹に対する用法・用量は通常，成人および12歳以上の小児にはオマリズマブとして1回300 mgを4週間毎に皮下に注射する．一方，気管支喘息に対する用法・用量は，通常オマリズマブとして1回75〜600 mgを2または4週間毎に皮下に注射する．アレルギー性鼻炎は喘息に合併する頻度の高い疾患である[9]．また，我々の報告では喘息症例における末梢血好酸球比率の高値はアレルギー性鼻炎の合併を抽出するバイオマーカーであることを示したが，このようなバイオマーカーを利用しながらアレルギー性鼻炎も考慮した喘息治療は重要である[9]．

2．将来のオマリズマブ治療

現在，スギ花粉症に対してオマリズマブを投与するためには前述のように非常に煩雑な手順を踏まえる必要がある．また，薬剤が非常に高価であ

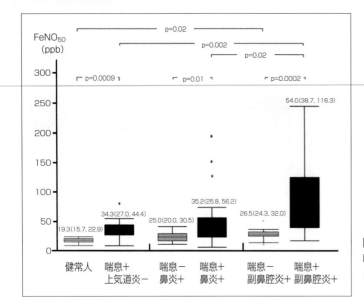

図 3.
呼気中一酸化窒素濃度（FeNO）
（文献 13 より転載）

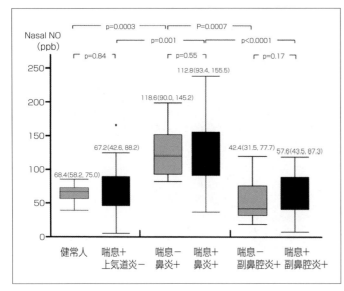

図 4.
鼻腔一酸化窒素濃度
（文献 13 より転載）

る．したがって，将来においてはこれらの問題点を改善していく必要がある．また，本剤はスギ花粉症治療にしか使用できないが，日本においてはスギ以外にもカモガヤ花粉症，ブタクサ花粉症などの多数の花粉症に多くの患者が悩まされている．そして，オマリズマブは抗原非特異的治療であると考えられているが，Casale ら[10]はブタクサによる季節性アレルギー性鼻炎患者に対してオマリズマブを投与して，血清中遊離 IgE 濃度が低下することや用量依存的に臨床効果が認められることを報告している．すなわち，オマリズマブはスギ花粉症以外の花粉症にも有効な可能性がある．

また，オマリズマブは通年性抗原や花粉抗原に感作された重症気管支喘息患者に有効であることが証明されているが[11]，喘息において呼気中一酸化窒素濃度（FeNO）高値，末梢血好酸球高値，血清ペリオスチン高値がオマリズマブの有効性を予測するマーカーであると Hanania らは報告している[12]．我々の報告でも，喘息患者では FeNO は高値を示し（図 3），喘息患者のバイオマーカーとなり得る可能性はあると思われる[13]．また，鼻炎においては鼻腔一酸化窒素濃度が高値を示しており，アレルギー性鼻炎に対するオマリズマブの有効性については鼻腔一酸化窒素濃度が重要なバイオマーカーになる可能性がある（図 4）．しかし，喘息患者を対象にオマリズマブ responder 群と

表 5. 抗 IgE 治療における responder 群と non-responder 群の比較

	All(n＝41)	Responders(n＝31)	Non-Responders(n＝10)	P value*
Age, years	59(27〜88)	59(27〜88)	62(34〜78)	0.83
Gender, female：male	27：14	20：11	7：3	0.75
Body mass index, kg/m^2	24.1(16.8〜36.7)	24.0(17.4〜36.4)	24.6(16.8〜36.7)	0.69
Duration of asthma, years	11.5(0.8〜73)	11.5(0.8〜46)	10.8(1〜73)	0.73
Smoking, never：ex	30：11	24：7	6：4	0.28
Allergic rhinitis, yes	21(51)	18(58)	3(30)	0.12
Chronic rhinosinusitis, yes	14(34)	10(32)	4(40)	0.65
GERD, yes	15(37)	13(42)	2(20)	0.21
ACT score	16(6〜19)	16(6〜19)	12.5(8〜17)	0.30
Exacerbation† in previous year	2(0〜42)	2(0〜9)	3(0〜42)	0.63
ICS doses‡, μg/day	1000(400〜1800)	1000(400〜1800)	1000(500〜1800)	0.35
LABA	41(100)	31(100)	10(100)	—
LTRA	34(83)	25(81)	9(90)	0.49
Theophylline	22(54)	16(52)	6(60)	0.64
LAMA	18(44)	14(45)	4(40)	0.77
Oral corticosteroids	14(34)	9(29)	5(50)	0.22
FeNO, ppb	30.1(5〜174)	24.2(5〜113)	40.5(5.9〜174)	0.27
FVC, %predicted	93.4(55.1〜122.1)	91.2(57.1〜122.1)	97.7(55.1〜108.7)	0.55
FEV$_1$, %predicted	86.5(32.7〜118.4)	85.5(32.7〜118.4)	89.5(53.0〜105.3)	0.23
Blood eosinophil proportion, %	2.8(0.2〜21)	2.8(0.2〜13)	2.4(0.6〜21)	0.86
Serum total IgE, UA/mL	166(5〜1970)	179(5〜1970)	84.2(5〜250)	0.14
Number of sensitized aeroallergens subgroups§	2(1〜5)	3(1〜5)	1(1〜3)	0.03
Sensitization to house dust	21(51)	18(58)	3(30)	0.12
Sensitization to dust mite	21(51)	18(58)	3(30)	0.12
Sensitization to mold	14(34)	10(32)	4(40)	0.65
Sensitization to animal dander	8(20)	7(23)	1(10)	0.38
Sensitization to pollen	29(71)	26(84)	3(30)	0.001

Notes：Values are median(ranges)or number(%). *By chi-squared test or Wilcoxon rank-sum test between responders and non-responders. †Exacerbation is defined as a requirement for at least three days of oral corticosteroids. ‡Equivalent to fluticasone propionate. §Aeroallergen subgroups consist of five：house dust dust mite：mold：animal dander：and pollen.
Abbreviations：GERD, gastroesophageal reflux disease；ACT, asthma control test；ICS, inhaled corticosteroids；LABA, long-acting β_2-agonist；LTRA, leukotriene receptor antagonist LAMA, long-acting muscarinic antagonist；FeNO, fractional exhaled nitric oxide；FVC, forced vital capacity.

（文献 14 より転載）

non-responder 群を比較した我々の別の報告では，responder 群と non-responder 群の FeNO 値に有意な差は認めなかった（表5）[14]．一方，responder 群においては有意に花粉症患者と多重抗原感作患者が多く，花粉抗原感作と多重抗原感作症例にオマリズマブが有効である可能性が示された（表5，図5）．我々の調べた範囲では花粉抗原感作とオマリズマブの有効性に関する他の報告は認めないが，喘息患者の花粉抗原感作の割合は41.3〜61.7％と少なくなく[15)16)]，花粉抗原感作の有無は重要な指標となる可能性がある．また，本剤は高額のため有効性が高い症例を治療前より推測する

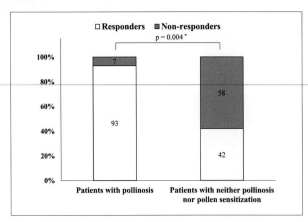

図 5. Responder 群における花粉症患者
（文献 14 より転載）

ことは重要であり，オマリズマブの有効性を推測するマーカーに関する今後のさらなる研究が俟たれる．

アレルギー性鼻炎に対する将来の生物学的製剤

現在，アレルギー性鼻炎・スギ花粉症に対して臨床で使用できる生物学的製剤はオマリズマブのみである．したがって，アレルギー性鼻炎・スギ花粉症に対する今後の新規生物学的製剤の承認が望まれる．以下に可能性のある生物学的製剤を列挙する．

1．IL-4/13受容体抗体（デュピルマブ（dupilumab），デュピクセント®）

デュピルマブは IL-4/13 受容体モノクローナル抗体であり，現在既存治療で効果不十分な鼻茸を伴う難治性副鼻腔炎に対して適応がある．また，デュピルマブは既存治療によっても症状をコントロールできない重症または難治の喘息や既存治療で効果不十分なアトピー性皮膚炎に対して適応があるが，スギ花粉症やアレルギー性鼻炎への適応は認められていない．しかし，IL-4/13 は IgE 抗体産生，粘液産生，気道過敏性の亢進などに関与するため，アレルギー性鼻炎やスギ花粉症に強く関係しているサイトカインである．つまり，IL-4/13 を制御することはアレルギー性鼻炎や花粉症の治療につながる可能性があり，デュピルマブのアレルギー性鼻炎への適応拡大が期待される．

2．抗 IL-5 抗体

メポリズマブ（ヌーカラ®）とベンラリズマブ（ファセンラ®）は，IL-5 に対する生物学的製剤であるが，メポリズマブは IL-5 に対する抗体で，ベンラリズマブ IL-5Rα に対する抗体である．そして，ともに既存治療によっても喘息症状をコントロールできない難治性喘息に対して適応がある．また，IL-5 は好酸球の分化，活性化，誘導を引き起こし[6)][7)]，アレルギー性鼻炎症状に関与している．すなわち，IL-5 に対する生物学的製剤は，将来アレルギー性鼻炎やスギ花粉症に対しても適応が拡大される可能性がある．

3．抗 TSLP 抗体

2022 年 9 月 26 日，抗 TSLP 抗体のテゼペルマブ（テゼスパイア®）が気管支喘息治療薬として承認された．適応は既存治療によっても喘息症状をコントロールできない重症または難治の気管支喘息患者で，成人および 12 歳以上の小児に 4 週間隔で皮下注射する．抗 TSLP 抗体の作用機序や，本剤が気管支喘息に適応が通っていることを考えると，本剤はアレルギー性鼻炎や花粉症に対しても有効である可能性があり，将来アレルギー性鼻炎や花粉症に対して適応が拡大されることを期待したい．

4．抗 IL-31RA 抗体

ネモリズマブ（ミチーガ®）は IL-31RA を標的とする．適応は既存治療で効果不十分なアトピー性皮膚炎である．IL-31 は主に Th2 細胞から産生されるサイトカインであり，アレルギー反応に関与している．したがって，将来アレルギー性鼻炎や花粉症に対して適応が拡大されることを期待したい．

5．抗 TNFα 抗体

TNFα を標的とする生物学的製剤としてインフリキシマブ（レミケード®），エタネルセプト（エンブレル®），アダリムマブ（ヒュミラ®），ゴリムマブ（シンポニー®）が存在するが，これらは関節リウマチに対して本邦で使用可能となっている．また，TNFα がアレルギー反応に関与しているという報告もあることを考えると，これらの生物学的製剤はアレルギー性鼻炎やスギ花粉症の制御に貢

表 6. 生物的製剤の対象となる将来の候補

Cytokine, chemokine, and related genes
IL-4, IL-5, IL-10, IL-13, TGF-β1, TNF-α, Eotaxin, Eotaxin-2, Eotaxin-3, MCP-2/3, RANTES, MCP-4(monocyte chemoattractant protein-4), TARC(thymus and activation regulated chemokine), MDC(macrophage derived chmokine)
Surface receptors
IL-4Rα, IL-13Rα1, IL-5Rα, FcεRIα, PAR-2, NPR(natriuretic peptide receptor), CCR2, CCR3, CCR4, CCR8, Adenosine A1 receptor, GM-CSF/IL-3/IL-5Rβ, IL-9R
Adhesion molecules
ICAM-1, hCLCA1, P-selectin, vascular cell-adhesion molecules-1(VCAM-1), intercellular adhesion molecule-1(ICAM-1), P-selectin glycoprotein ligand 1 (PSGL-1：CD162), α4 integrin very late aitigen-4(VLA-4), and leukocyte-expressed leukocyte functional antigen(LFA-1)
Co-stimulatory molecules
CD40, CD80, CD86, CD28, CD40 ligand

献できるかもしれない.

6. アレルギー性鼻炎の生物学的製剤の標的となり得る候補

アレルギー性鼻炎の感作や発症に関与するサイトカイン, ケモカイン, レセプター, 接着因子, 共刺激因子などはアレルギー性鼻炎の生物学的治療の標的候補となり得る. 将来候補となり得る標的の一部を表6に示すが, これらの標的因子を含め, より効果が高く, またより安全なアレルギー性鼻炎・スギ花粉症に対する生物学的製剤の開発が待たれる.

まとめ

本稿ではアレルギー性鼻炎に対する生物学的製剤の現状と将来展望について概説した. アレルギー性鼻炎は外来診療において重要な疾患であるが, 本稿が多少なりとも臨床診療の向上に貢献できれば幸いである.

文 献

1) 日本耳鼻咽喉科免疫アレルギー学会 鼻アレルギー診療ガイドライン作成委員会：鼻アレルギー診療ガイドライン—通年性鼻炎と花粉症—2020年度版(改訂第9版). ライフ・サイエンス, 2020.

2) 松原 篤, 坂下雅文, 後藤 穣ほか：鼻アレルギーの全国疫学調査2019(1998年, 2008年との比較)：速報—耳鼻咽喉科医およびその家族を対象として. 日耳鼻会報, **123**：485-490, 2020.

3) Suzuki M, Zheng X, Zhang X, et al：Regulation of allergy with RNA interference. Crit Rev Immunol, **29**：443-468, 2009.

4) Suzuki M, Zheng X, Zhang X, et al：Oligonucleotide based-strategies for allergy with special reference to siRNA. Expert Opin Biol Ther, **9**：441-450, 2009.

5) Snapper CM, Finkelman FD, Paul WE：Regulation of IgG1 and IgE production by IL 4. Immunol Rev, **102**：51-75, 1998.

6) Hamelmann E, Gelfand EW：IL-5-induced airway eosinophilia：the key to asthma? Immunol Rev, **179**：182-191, 2001.

7) Shi HZ, Xiao CQ, Zhong D, et al：Effect of inhaled IL-5 on airway hyperreactivity and eosinophilia in asthmatics. Am J Respir Crit Care Med, **157**：204-209, 1998.

8) Okubo K, Okano M, Sato N, et al：Add-On Omalizumab for Inadequately Controlled Severe Pollinosis Despite Standard-of-Care：A Randomized Study. J Allergy Clin Immunol Pract, **8**：3130-3140, 2020.
　Summary スギ花粉症患者に対して1月19日〜2月10日の間にオマリズマブを開始したrandomized studyである. 実薬群162例, プラセボ群175例で, オマリズマブは有意にくしゃみ, 鼻水, 鼻閉, nsal symptom socreを抑制した.

9) Asano T, Kanemitsu Y, Takemura M, et al：Serum Periostin as a Biomarker for Comorbid Chronic Rhinosinusitis in Patients with Asthma. Ann Am Thorac Soc, **14**：667-675, 2017.

10) Casale TB, Condemi J, LaForce C, et al：Effect of omalizumab on symptoms of seasonal allergic rhinitis：a randomized controlled trial. JAMA, **286**：2956-2967, 2001.
　Summary ブタクサ花粉抗原による季節性アレルギー性鼻炎に対してもオマリズマブが有効であることを示した論文である.

11) Okayama Y, Matsumoto H, Odajima H, et al：

Roles of omalizumab in various allergic diseases. Allergol Int, **69**：167-177, 2020.

12) Hanania NA, Wenzel S, Rosén K, et al：Exploring the effects of omalizumab in allergic asthma；an analysis of biomarkers in the EXTRA study. Am J Respir Crit Care Med, **187**：804-811, 2013.

13) Asano T, Takemura M, Kanemitsu Y, et al： Combined measurements of fractional exhaled nitric oxide and nasal nitric oxide levels for assessing upper airway diseases in asthmatic patients. J Asthma, **55**：300-309, 2018.
   Summary 喘息患者において有意に FeNO が高値であること，また鼻炎患者で鼻腔一酸化窒素濃度が有意に高値であることが示された.

14) Tajiri T, Suzuki M, Kutsuna T, et al：Specific IgE Response and Omalizumab Responsiveness in Severe Allergic Asthma. J Asthma Allergy, **16**：149-157, 2023.
   Summary 喘息患者にオマリズマブを投与して reposnder 群と non-responder 群で比較検討した報告である. 抗原感作数と花粉抗原感作の有無において，両群間に有意な差を認めた.

15) Adachi M, Kozawa M, Yoshisue H, et al：Real-world safety and efficacy of omalizumab in patients with severe allergic asthma：A long-term post-marketing study in Japan. Respir Med, **141**：56-63, 2018.

16) Mizuma H, Tanaka A, Uchida Y, et al：Influence of Omalizumab on Allergen-Specific IgE in Patients with Adult Asthma. Int Arch Allergy Immunol, **168**：165-172, 2018.

MB ENT, 286：31-38, 2023

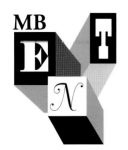

◆特集・アレルギー性鼻炎，慢性副鼻腔炎の薬物療法―適応と効果―

小児アレルギー性鼻炎にどう対応するか？

川島佳代子*

Abstract 小児アレルギー性鼻炎は有病率が増加している．重症化すると生活の質の低下を起こすことがあるため，早期に診断，治療介入することが求められる．診断においては小児本人からの聞き取りが難しく，保護者からの聴取となることも多い．アレルギー性鼻炎は結膜炎，喘息，難聴，副鼻腔炎，睡眠障害，花粉食物アレルギー症候群などを合併することがあり，治療においては合併症も考慮し継続的に治療する．治療の主体は薬物療法であるが小児に適応のある薬剤は限られている．抗ヒスタミン薬はできるだけ非鎮静性の薬剤が望ましい．鼻噴霧用ステロイド薬は抗炎症作用に優れ，近年保険適用となったものは，低年齢の小児から使用可能である．12歳以上の重症季節性アレルギー性鼻炎には生物学的製剤のオマリズマブが保険適用となった．舌下免疫療法は根治が望める治療法であり，小児に対して期待される治療法である．様々な選択肢から個々にあった治療選択を行うことが望ましい．

Key words アレルギー性鼻炎(allergic rhinitis)，小児(child)，薬物療法(pharmacological treatment)，抗ヒスタミン薬(antihistamine)，鼻噴霧用ステロイド薬(intranasal corticosteroids)，舌下免疫療法(sublingual immunotherapy：SLIT)

はじめに

アレルギー性鼻炎は症状が重症化すると日常生活にも大きな影響を及ぼすと考えられている．小児アレルギー性鼻炎においても治療の中心は薬物療法であり，適切な診断に基づいた治療を行う必要がある．この稿では小児アレルギー性鼻炎に対する診断のポイント，および薬物療法を行ううえで注意すべき点，重症例に対する対応などを述べる．

小児アレルギー性鼻炎の疫学

1990～2010年にかけて行われた大規模な全世界での研究であるISSAC(International Study of Asthma and Allergies in Childhood)第Ⅲ相試験[1]では，アレルギー性鼻炎の有病率は6～7歳で8.5%，13～14歳で14.6%であり，以前の第Ⅰ相試験と比較し有病率が増加していることが示された．日本においては，西間ら[2]が西日本の小学校児童を対象とした学年別調査で，1992年から2002年，2012年とアレルギー性鼻炎，花粉症の有症率が増加したと報告しており，Sasakiら[3]もISAAC調査票の日本語版をベースにした質問票用紙を用いて全国規模の調査を行ったところ，アレルギー性鼻結膜炎については，小学生，中学生ともに2005年，2008年，2015年と年代を追うごとに有症率が上昇していることを報告している．アレルギー性鼻炎に対する全国調査として継続的に行われているのは，耳鼻咽喉科医とその家族を対象とした疫学調査であり，1998年，2008年と2019年に行われている[4]～[6]．2019年の結果において，0～4歳の有病率は，スギ以外の花粉症が2.6%，スギ花粉症は3.8%，通年性アレルギー性鼻炎が5.1%であるが，5～9歳ではスギ以外の花粉症が

---

* Kawashima Kayoko，〒583-8588 大阪府羽曳野市はびきの3-7-1　大阪はびきの医療センター耳鼻咽喉・頭頸部外科，医務局長／主任部長

17.4％，スギ花粉症は30.1％，通年性アレルギー性鼻炎が20.9％と高く，10〜19歳ではスギ以外の花粉症が33.8％，スギ花粉症は49.5％，通年性アレルギー性鼻炎が38.5％とさらに高い値を示し，小児期においてもスギ花粉症の有病率が高いことが示された．

小児アレルギー性鼻炎の特徴

小児のアレルギー性鼻炎は，アレルギー性疾患の家族歴があることが危険因子となる[7]．近年では，アレルギー性鼻炎に関連する遺伝子の研究も行われている[8]．症状の出現は，アレルギー素因がある小児が室内アレルゲン（イエダニ，動物アレルゲン，カビ），花粉（樹木あるいは草本花粉）などを曝露することによって起こるが，衛生状況[9]，住宅環境[10]，食生活[11]，大気汚染[12]などの様々な環境要因が影響している．遺伝的要因と環境要因がどのように相互作用を起こしているかの詳細はまだわかっていない．

アレルギー性鼻炎の特徴的な症状は，水様性鼻漏，くしゃみ，鼻づまりであるが，小児においては明確でないこともある．鼻漏は時に変色していることがあり，あるいは鼻をすすることで気づかれることがある．鼻のかゆみは，鼻をこする，あるいは外鼻を上下にこすること"allergic salute"，または鼻尖部に横に走るすじ"allergic crease"が観察されることがある．

くしゃみは，年長児では口やのどのかゆみとして訴えることがある．鼻閉は口呼吸，いびき，睡眠時無呼吸で気づいたり，時に鼻閉により目のまわりに黒いくま"allergic shiners"などを呈することがある．

小児期では感染性鼻炎に罹患しやすく，症状だけではアレルギー性鼻炎と鑑別が難しい．また，アレルギー性鼻炎と感染性鼻炎を合併することもあるので注意が必要である．

アレルギー性鼻炎は重症化すると，QOLの低下をきたすことが知られている．小児においては，解剖学的および機能的に，眼，副鼻腔，上咽頭，中耳と近接していることから，結膜炎，喘息，難聴，鼻副鼻腔炎，睡眠障害，花粉食物アレルギー症候群などを併存することがあるが[13]，鼻炎によって睡眠障害をきたしたり，鼻炎と喘息を合併すると学習能力，行動，注意力の障害が起こることが報告されている[14][15]．

小児アレルギー性鼻炎の診断

小児アレルギー性鼻炎の診断は成人と同様で問診が重要である．症状，病歴，誘因，症状の出現時期などを聴取する必要があるが，小児本人からの問診が難しい場合も多く，年齢が低ければ保護者からの聞き取りが主体となる．保護者が症状自体を必ずしも把握していない場合もあるため，前述した動作である鼻すすり，鼻こすり，口呼吸などがないか聴取する．

特異的IgEの測定は，症状に対する病因抗原を確認または除外する必要がある場合，あるいは抗原回避やアレルゲン免疫療法施行の際には必要となる．抗原に対する皮膚テストは20分以内に良好な感度と特異性で結果が得られるが，痛みを伴うなどの理由で耳鼻咽喉科で施行される機会は多くない．血中特異的IgE検査は，高価ではあるが，疑わしい抗原の確認，あるいは同時多項目を検査できるメリットがあり施行されている．近年では必要検体量が少なく，抗原特異的IgE結果が即時にわかるイムファストチェック®やドロップスクリーン®などのスクリーニング検査も保険適用となっており，以前より小児に対して検査が行いやすくなっている．

小児アレルギー性鼻炎の鑑別診断についてEAACI(European Academy of Allergy and Clinical Immunology)の小児の鼻炎のポジションペーパー[13]に示されたものを表1に示す．年代別に鑑別すべき疾患が異なっていることに注意する．

小児アレルギー性鼻炎の治療

1．患者とのコミュニケーション

アレルギー性鼻炎は慢性疾患であり，長期間治

表 1. 小児の鼻炎の鑑別診断

年　代	起こり得る疾患
就学時前	後鼻腔閉鎖あるいは狭窄，免疫不全，髄膜脳瘤，アデノイド肥大，異物，嚢胞性線維症，原発性線毛運動障害，髄液漏，凝固異常
小学生	免疫不全，髄膜脳瘤，アデノイド肥大，鼻副鼻腔炎，嚢胞性線維症，原発性線毛運動障害，髄液漏，凝固異常，鼻中隔弯曲
中高生	鼻副鼻腔炎，嚢胞性線維症，原発性線毛運動障害，髄液漏，凝固異常，鼻中隔弯曲

（文献 13 を参考に筆者作成）

療に取り組むことが重要である．小児においては患児だけでなく保護者とのコミュニケーションが重要で，受診までの病歴，治療歴や，今回の治療に何を求めているのかを丁寧に問診する．最初に病気について，検査結果，治療法，薬の使用法，合併症，予後などを十分に患児および保護者に説明する．継続的な治療の重要性を理解したうえで，患児と保護者とともに治療目標を設定する．通院頻度や治療内容については学校生活を考えたうえで計画を立てることが重要で，無理なく通院継続できるように配慮する．学校のアレルギー疾患に対する対応については，学校生活での留意点について日本学校保健会から学校のアレルギー疾患に対する取り組みガイドライン[16]が出されている．

2．抗原除去と回避

ダニへの曝露による症状を軽減するには，防ダニカバーや空気清浄機など単独での取り組みでは効果は不十分で，複数の対策を組み合わせることが効果的であるとされている[17]．ペットについては，飼うことを中止することがもっとも効果的であるが，難しい場合が多い．さらに，小児においては屋外の抗原である花粉を完全に避けることは難しい．対策としては，窓を閉め切る，花粉の多い日は可能な限り室内で過ごすなどを行う．帰宅してシャワーを浴びて花粉を洗い流すことも有効である[18]．

3．薬物療法
1）経口抗ヒスタミン薬

ヒスタミンは，アレルギー，炎症，アナフィラキシーなどにおいて，もっとも重要なメディエーターの一つであり，H_1受容体は，末梢神経系と中枢神経系，平滑筋や粘液腺に作用し，かゆみを引

き起こしたり，鼻粘膜の分泌を促進し，気管支平滑筋を収縮させる．H_1抗ヒスタミン薬は，小児患者にも広く投与されている．抗ヒスタミン薬は，第1世代と第2世代に分けられているが，第2世代抗ヒスタミン薬は，末梢性H_1受容体への選択性が高いため，非鎮静性で副作用が少ない．Churchら[19]は，アレルギー性鼻炎の小児に第1世代の抗H_1抗ヒスタミン薬を投与し，学業成績の低下をきたしたが，第2世代の抗H_1抗ヒスタミン薬を投与しても，学業成績の低下を招かなかったと報告した．さらに，一部の第2世代抗ヒスタミン薬では，肥満細胞のサイトカイン産生およびその他のメディエーターの放出を減少させることで，抗炎症作用を発揮する．

ただし，発熱している乳幼児への抗ヒスタミン薬投与は注意が必要である．Takanoら[20]は，抗ヒスタミン薬使用群では非使用群と比較し有意に発熱からけいれんまでが短く，発作持続時間が長かったと報告している．抗ヒスタミン薬のけいれん誘発性については，鎮静作用による覚醒度の低下，睡眠・覚醒リズムへの影響とともに，ヒスタミンの抗けいれん作用の抑制が考えられている．乳幼児に適応のある薬剤には，d-クロルフェニラミンマレイン酸塩（ポララミン®），ヒドロキシジン（アタラックス-P®），塩酸シプロヘプタジン（ペリアクチン®）などの第1世代抗ヒスタミン薬があるが，可能な限り，特に発熱している乳幼児に対しては鎮静作用のある第1世代抗ヒスタミン薬の使用は控えるべきである．熱性けいれん診療ガイドライン2015[21]でも，熱性けいれんの既往のある小児に対しては発熱性疾患罹患中における鎮静性抗ヒスタミン薬使用は熱性けいれんの持続時間を長くする可能性があり，推奨されないとしてい

表 2. 小児アレルギー性鼻炎に対して保険適用のある抗ヒスタミン薬

			適用年齢
第1世代抗ヒスタミン薬		クレマスチンフマル酸塩(タベジール®)	1歳以上
		アリメマジン酒石酸塩(アリメジン®)	1歳以上
		d-クロルフェニラミンマレイン酸塩(ポララミン®)	6か月以上
		シプロヘプタジン塩酸塩水和物(ペリアクチン®)	2歳以上
第2世代抗ヒスタミン薬		ケトチフェンフマル酸塩(ザジテン®)	6か月以上
		アゼラスチン塩酸塩(アゼプチン®)	幼児以上
		メキタジン(ゼスラン®, ニポラジン®)	1歳以上
		エピナスチン塩酸塩(アレジオン®)	3歳以上
		エバスチン(エバステル®)	7.5歳以上
		フェキソフェナジン塩酸塩(アレグラ®)	6か月以上
		ロラタジン(クラリチン®)	3歳以上
		セチリジン塩酸塩(ジルテック®)	2歳以上
		レボセチリジン(ザイザル®)	6か月以上
		ベポタスチンベシル酸塩(タリオン®)	7歳以上
		オロパタジン塩酸塩(アレロック®)	2歳以上
		フェキソフェナジン塩酸塩/塩酸プソイドエフェドリン配合剤(ディレグラ®)	12歳以上
		デスロラタジン(デザレックス®)	12歳以上
		ルパタジンフマル酸塩(ルパフィン®)	12歳以上

(鼻アレルギー診療ガイドライン2020年度版より引用改変)

表 3. 小児アレルギー性鼻炎に対して保険適用のある鼻噴霧用ステロイド薬

		適用年齢
鼻噴霧用ステロイド薬	フルチカゾンプロピオン酸エステル(フルナーゼ®)	2歳以上
	モメタゾンフランカルボン酸エステル水和物(ナゾネックス®)	3歳以上
	フルチカゾンフランカルボン酸エステル(アラミスト®)	5歳以上

(鼻アレルギー診療ガイドライン2020年度版より引用改変)

る. 表 2 に小児に適応のある抗ヒスタミン薬を示す.

2)抗ロイコトリエン薬

ロイコトリエンはアレルギー性鼻炎の病因に関係する炎症性メディエーターであり,抗ロイコトリエン薬は,システイニルロイコトリエン受容体を阻害する. モンテルカスト単剤療法は,季節性および通年性アレルギー性鼻炎に有効であることが報告されている[22)23)]. 気管支喘息とアレルギー性鼻炎の両方に承認されているため,特に両疾患を併存している小児にとっては相乗効果が期待できる. ただし,小児でアレルギー性鼻炎の適応があるのはプランルカスト水和物(オノン®)のみで,モンテルカストナトリウム(シングレア®,キプレ

ス®)は小児においてアレルギー性鼻炎の適応はない.

3)鼻噴霧用ステロイド薬

鼻噴霧用ステロイド薬は抗炎症作用に優れ,近年保険適用となったものは,低年齢の小児から使用可能である. 表 3 に小児に適応のある鼻噴霧用ステロイド薬を示す. 治療開始後早期に効果が発現することが知られている[24)].

また,ベクロメタゾンの鼻噴霧用ステロイド薬では成長抑制が報告[25)]されているが,新しく発売された薬剤は,バイオアベイラビリティが低いため,成長速度を損なわないと考えられている(図1). 小児において注意すべきは点鼻薬の先端による機械的刺激での鼻出血などであり,保護者が適

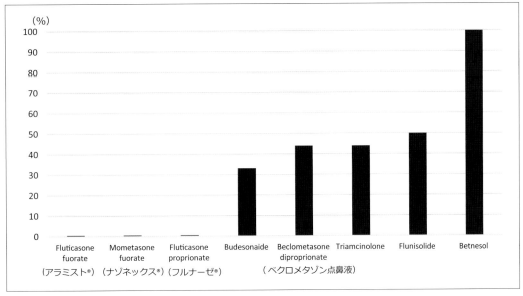

図 1. 鼻噴霧用ステロイド薬のバイオアベイラビリティ
"Budesonaide" "Triamcinolone" "Flunisolide" "Betnesol" は，日本での発売はなし
（文献 13 を参考に筆者作成）

切に使用できているかどうか確認する必要がある．

4）ケミカルメディエーター遊離抑制薬

マスト細胞からのケミカルメディエーター遊離を抑制する薬剤であるが，効果はマイルドであり，臨床効果発現が遅い．副作用は比較的少なく，眠気がないことが利点である．連用により改善率が上昇する[6]．クロモグリク酸ナトリウム（インタール®）点鼻あるいは，トラニラスト（リザベン®）細粒，ドライシロップおよびペミロラストカリウムドライシロップは小児にも適応がある．

5）抗ヒスタミン薬と経口血管収縮薬の合剤

フェキソフェナジン塩酸塩と塩酸プソイドエフェドリン配合錠であるディレグラ®は，12 歳以上に適応がある．12 歳以上の季節性アレルギー性鼻炎を対象とした試験で有効性，安全性が示されている[26]．ただし，鼻閉症状が中等症以上の場合に使用を検討し，鼻閉症状が強い期間のみの最小限の期間にとどめ，鼻閉症状の寛解がみられた場合には，速やかに抗ヒスタミン薬単独療法などへの切り替えを考慮することとされている[27]．

6）点鼻用血管収縮薬

点鼻用血管収縮薬は，鼻づまりの症状を緩和するが，くしゃみ，鼻漏，鼻のかゆみなど，アレルギー性鼻炎の他の症状には効果がない．漫然とした使用は薬剤性鼻炎を引き起こす可能性があり，短期間での使用にとどめる．トラマゾリン点鼻液®，プリビナ液®，コールタイジン点鼻液®ともに乳児および 2 歳未満の幼児には，過量投与により，発汗，徐脈などの全身症状があらわれやすいので使用しないことが望ましい．やむを得ず使用する場合には，精製水あるいは生食水にて倍量に希釈して使用する．

7）経口ステロイド薬

経口ステロイド薬投与は全身的な副作用を伴うため，できるだけ投与は短期間でとどめることが望ましい．鼻炎に対しては抗ヒスタミン薬とベタメタゾンの合剤であるセレスタミン®が小児にも使われている．長期間の使用は成長障害などを伴うことがあるので，重症患者に使用する場合には，学童期でプレドニゾロン換算で 1 日 10～15 mg を 3～7 日間の短期間経口投与とする[13]．

8）生物学的製剤

生物学的製剤は重症のアレルギー疾患に対して有効性を示すことが期待されている．メタアナリシスでは，抗 IgE 抗体製剤（オマリズマブ）が鼻炎の罹患率や重症度，レスキュー薬の使用を有意に減少させることが示されている[28]．本邦では 2019 年に重症季節性アレルギー性鼻炎に対して抗 IgE

抗体製剤が保険適用となり，12歳以上の小児に対しても使用可能となった．12歳以上75歳未満で，過去2年間鼻噴霧用ステロイド薬と内服抗アレルギー薬で効果不十分であったスギ花粉症患者を対象として，抗ヒスタミン薬の内服と，花粉飛散ピーク時の鼻噴霧用ステロイド薬使用に加えるプロトコールで，プラセボに対しオマリズマブの有意な上乗せ効果が示された[29]．スギ花粉症が低年齢化し有病率が増加している患児の中には，重症の小児も存在すると考えられることから，既存治療で効果が不十分であり，投与の適応を満たす小児に対しては積極的な投与を検討することが求められる．

4．アレルゲン免疫療法

アレルゲン免疫療法(allergen immunotherapy：AIT)は，病因アレルゲンを投与することで，アレルギー疾患の自然経過の修飾と，全身的・包括的な臨床効果を期待して行われる．AITの機序として，①アレルゲン特異的なTh2型免疫応答の緩和，②Th1型免疫反応の誘導，③制御性T細胞の誘導，④アレルゲン特異的なIgG4抗体の産生などが考えられており[30]，気管支喘息発症の抑制[31]や新規アレルゲン感作を抑制する[32]報告もみられることから，特に小児に対して有用な治療法と考えられている．本邦では鼻アレルギー診療ガイドラインで，軽症～重症まですべての患者に推奨されている．安全性が高い舌下免疫療法(sublingual immunotherapy：SLIT)は，痛みも伴わず自宅で行うことが可能であり，小児においても施行は可能である．2018年から，スギ花粉症と，ダニによる通年性アレルギー性鼻炎に対してスギ，あるいはダニのSLITが小児にも適応が拡大された．年齢制限はないが，5歳未満の幼児に対する安全性は確立しておらず，添付文書には"本剤を適切に舌下投与できると判断された場合にのみ投与すること．また，保護者等に対しても本剤の適切な投与方法を指導すること．"と記載されている[33]．EAACIのポジションペーパーのメタアナリシス[34]では，季節性アレルギー性鼻炎に

対する舌下免疫療法は，小児において成人と同様短期的および長期的にも強く推奨されている(成人，小児ともにグレードA)．また，通年性アレルギー性鼻炎に対するダニ舌下免疫療法において，ダニ舌下錠は，短期的な効果としては小児は成人ともに優れているが(グレードA)，長期的な効果は季節性アレルギー性鼻炎より，成人，小児ともにやや劣る結果となっている(成人グレードB，小児グレードC)．舌下免疫療法は長期継続，あるいはアドヒアランスの向上が求められることから，継続的な指導，介入，有効性の評価を患児，および保護者とともに行っていくことが重要である．

5．手術療法

小児は骨格形成において発育途上であることから，侵襲の大きい治療は避けるべきであるが，鼻腔内通気が高度に障害されており，保存的治療に抵抗する場合は手術を必要とすることもある．小児にはCO_2レーザー手術や，内視鏡下で下鼻甲介手術も行われている．

おわりに

小児アレルギー性鼻炎は罹病期間が長期間にわたることや，様々な併存する疾患もあり，生活の質の低下をきたさないように，いかにコントロールするのかが重要である．治療は薬物療法に加え，重症例には生物学的製剤や手術療法，根治を望める治療である舌下免疫療法などをそれぞれの小児に合わせて選択していくことが重要である

文　献

1) Asher MI, Montefort S, Björkstén B, et al：Worldwide time trends in the prevalence of symptoms of asthma, allergic rhinoconjunctivi-tis, and eczema in childhood：ISAAC Phases One and Three repeat multicountry cross-sectional surveys. ISAAC Phase Three Study Group. Lancet, **26**；368(9537)：733-743, 2006. Summary アレルギー疾患に関する世界最大の有病率調査で，発展途上国を中心に，小児に

おいて有病率が増加していることが示された.

2) 西日本小児アレルギー研究会・有症率調査研究班：西日本小学児童におけるアレルギー疾患有症率調査 1992, 2002, 2012 年の比較. 日小児アレルギー誌, **27**：149-169, 2013.

3) Sasaki M, Morikawa E, Yoshida K, et al：The change in the prevalence of wheeze, eczema and rhino-conjunctivitis among Japanese children：Findings from 3 nationwide cross-sectional surveys between 2005 and 2015. Allergy, **74**：1572-1575, 2019.

4) 馬場廣太郎, 中江公裕：鼻アレルギーの全国疫学調査 2008（1998 年との比較）—耳鼻咽喉科医およびその家族を対象として—. Prog Med, **28**：2001-2012, 2008.

5) 松原 篤, 坂下雅文, 後藤 穣ほか：鼻アレルギーの全国疫学調査 2019（1998 年, 2008 年との比較）：速報—耳鼻咽喉科医およびその家族を対象として. 日耳鼻会報, **123**：485-490, 2020.

6) 日本耳鼻咽喉科免疫アレルギー学会 鼻アレルギー診療ガイドライン作成委員会：鼻アレルギー診療ガイドライン—通年性鼻炎と花粉症—2020 年版（改訂第 9 版）：8-13, 22. ライフ・サイエンス, 2020.

7) Westman M, Kull I, Lind T, et al：The link between parental allergy and offspring allergic and nonallergic rhinitis. Allergy, **68**：1571-1578, 2013.

8) Lemonnier N, Melén E, Jiang Y, et al：A novel whole blood gene expression signature for asthma, dermatitis, and rhinitis multimorbidity in children and adolescents. Allergy, **75**：3248-3260, 2020.

9) Okada H, Kuhn C, Feillet H, et al：The'hygiene hypothesis' for autoimmune and allergic diseases：an update. Clin Exp Immunol, **160**：1-9, 2010.

10) Mösges R, Klimek L：Today's allergic rhinitis patients are different：new factors that may play a role. Allergy, **62**：969-975, 2007.

11) Bonanno A, Gangemi S, La Grutta S, et al：25-Hydroxyvitamin D, IL-31, and IL-33 in children with allergic disease of the airways. Mediators Inflamm, **2014**：520241, 2014.

12) Peterson B, Saxon A：Global increases in allergic respiratory disease：the possible role of diesel exhaust particles. Ann Allergy Asthma

Immuno, **177**：263-268；quiz 269-270, 1996.

13) Roberts G, Xatzipsalti M, Borrego LM：Paediatric rhinitis：position paper of the European Academy of Allergy and Clinical Immunology. Allergy, **68**：1102-1116, 2013.
Summary 欧州アレルギー・臨床免疫学会から出されている小児の鼻炎のポジションペーパー.

14) Blaiss MS：Pediatric allergic rhinitis：physical and mental complications. Allergy Asthma Proc, **29**：1-6, 2008.

15) Lin SY, Melvin TA, Boss EF, et al：The association between allergic rhinitis and sleep disordered breathing in children：a systematic review. Int Forum Allergy Rhino, **13**：504-509, 2013.

16) 公益財団法人日本学校保健会：学校のアレルギー疾患に対する取り組みガイドライン令和元年度改訂. 文部科学省初等中等教育局健康教育・食育課監修. https://www.gakkohoken.jp/book/ebook/ebook_R010060/R010060.pdf（参照2023-1-5）

17) Seidman MD, Gurgel RK, Lin SY, et al：Guideline Otolaryngology Development Group. AAO-HNSF. Clinical practice guideline：Allergic rhinitis. Otolaryngol Head Neck Surg, **152**(1 Suppl)：S1-S43, 2015.

18) Wallace DV, Dykewicz MS, Bernstein DI, et al：Joint Task Force on Practice；American Academy of Allergy；Asthma & Immunology；American College of Allergy；Asthma and Immunology；Joint Council of Allergy, Asthma and Immunology. The diagnosis and management of rhinitis：an updated practice parameter. J Allergy Clin Immunol, **22**(2 Suppl)：S1-S84, 2008.

19) Church MK, Maurer M, Simons FE, et al：Risk of first-generation H_1-antihistamines：a GA^2LEN position paper. Allergy, **65**：459-466, 2010.
Summary 第 1 世代抗ヒスタミン薬のリスクについて述べた論文. リスク／ベネフィットを考え, 第 2 世代抗ヒスタミン薬の使用を推奨している.

20) Takano T, Sakaue Y, Sokoda T, et al：Seizure susceptibility due to antihistamines in febrile seizures. Pediatr Neurol, **42**：277-279, 2010.

21) 一般社団法人日本小児神経学会(監), 熱性けいれん診療ガイドライン改訂ワーキンググループ(編):熱性けいれん診療ガイドライン 2015. 診断と治療社, 2015.

22) Li AM, Abdullah VJ, Tsen CS, et al:Leukotriene receptor antagonist in the treatment of childhood allergic rhinitis--a randomized placebo-controlled study. Pediatr Pulmonol, 44:1085-1092, 2009.

23) Razi C, Bakirtas A, Harmanci K, et al:Effect of montelukast on symptoms and exhaled nitric oxide levels in 7- to 14-year-old children with seasonal allergic rhinitis. Ann Allergy Asthma Immunol, 97:767-774, 2006.

24) Meltzer EO, Tripathy I, Máspero JF, et al:Safety and tolerability of fluticasone furoate nasal spray once daily in paediatric patients aged 6-11 years with allergic rhinitis:sub-analysis of three randomized, double-blind, placebo-controlled, multicentre studies. Clin Drug Investig, 29:79-86, 2009.

25) Skoner DP, Rachelefsky GS, Meltzer EO, et al:Detection of growth suppression in children during treatment with intranasal beclomethasone dipropionate. Pediatrics, 105:E23, 2000.

26) 大久保公裕:季節性アレルギー性鼻炎に対するフェキソフェナジン塩酸塩と塩酸プソイドエフェドリン配合剤の有効性及び安全性の検討第Ⅱ/Ⅲ相, ランダム化, 二重盲検, 並行群間比較試験. アレルギー・免疫, 19:1770-1782, 2012.

27) ディレグラ配合錠添付文書. https://www.info.pmda.go.jp/go/pack/4490100F1021_2_02/(参照 2023-1-4)

28) Yu C, Wang K, Cui X, et al:Clinical Efficacy and Safety of Omalizumab in the Treatment of Allergic Rhinitis:A Systematic Review and Meta-analysis of Randomized Clinical Trials. Am J Rhinol Allergy, 34:196-208, 2020.

29) Okubo K, Okano M, Sato N, et al:Add-On Omalizumab for Inadequately Controlled Severe Pollinosis Despite Standard-of-Care:A Randomized Study. J Allergy Clin Immunol Pract, 8:3130-3140. e2, 2020.

30) Akdis CA, Akdis M:Mechanisms of allergen specific immunotherapy and immune tolerance toallergens. World Allergy Organ J, 8:1-12, 2015.

31) Möller C, Dreborg S, Ferdousi HA, et al:Pollen immunotherapy reduces the development of asthma in children with seasonal rhinoconjunctivitis(the PAT study). J Allergy Clin Immunol, 109:251-256, 2002.

32) Marogna M, Spadolini I, Massolo A, et al:Long-lasting effects of sublingual immunotherapy according to its duration:a 15-year prospective study. J Allergy Clin Immunol, 126:969-975, 2010.

33) シダキュアスギ花粉舌下錠2,000 JAU/シダキュアスギ花粉舌下錠添付文書5,000 JAU. https://www.info.pmda.go.jp/go/pack/4490035F1027_1_07/(参照 2023-1-4)

34) Roberts G, Pfaar O, Akdis CA, et al:EAACI Guidelines on Allergen Immunotherapy:Allergic rhinoconjunctivitis. Allergy, 73:765-798, 2018.

MB ENT, 286：39-45, 2023

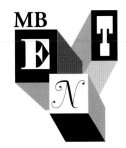

◆特集・アレルギー性鼻炎，慢性副鼻腔炎の薬物療法─適応と効果─

慢性副鼻腔炎に対する薬物療法

石野岳志*

Abstract　非好酸球性の慢性副鼻腔炎に対する薬物療法は，標準的治療としてマクロライド療法が主体となっているが，治療としてのエビデンスは弱く，経験則上行われているのが現状である．マクロライド療法のガイドライン(試案)(1998)や日本鼻科学会が作成した副鼻腔炎診療の手引き(2007)には，マクロライド療法の適応や使用方法，有効性の判断などについて記載されているが，International Consensus Statement on Allergy and Rhinology：Rhinosinusitis(2016, 2021)や European position paper on rhinosinuisitis(EPOS)2020 では，本治療方法に関する研究データが少ないことからエビデンスレベルが十分でないと判断されており，治療オプションあるいは推奨の可否判断不可となっている．他の薬剤においても，治療オプションや推奨の可否判断不可となっていることが多く，今後さらなるエビデンスの集積が待たれる．

Key words　慢性副鼻腔炎(chronic rhinosinusitis)，マクロライド療法(long term macrolide therapy)，マクロライド療法のガイドライン(guideline for macrolide therapy)，International Consensus Statement on Allergy and Rhinology：Rhinosinusitis，European position paper on rhinosinuisitis，粘液溶解薬(mucolytics)

はじめに

　副鼻腔の炎症疾患としての慢性副鼻腔炎は，発症原因の観点で細菌性および真菌性に，非真菌性の場合，鼻茸組織中好酸球数等で非好酸球性副鼻腔炎と好酸球性副鼻腔炎になど，病態や発症原因などでさらに細かく分類可能である．このため，慢性副鼻腔炎の治療においては，これら病態の相違を考慮して，分類ごとに治療法を考える必要がある．本稿では，このうち非真菌性，非好酸球性炎症である慢性副鼻腔炎の薬物療法について，各薬物療法の有効性や使用方法，その治療限界について文献的考察を加えて論述する．

マクロライド療法

1．マクロライド療法の歴史とガイドライン

　慢性副鼻腔炎のマクロライド療法は，呼吸器疾患での有効性から導かれたものとして知られ，慢性的な咳や痰，呼吸困難を生じる難治性呼吸器疾患であるびまん性汎細気管支炎(DPB)に対するエリスロマイシン(EM)少量長期投与の有効性[1]が報告されたことから始まっている．慢性副鼻腔炎に対しては，EM の少量長期投与を行った DPB 症例において，併発する慢性副鼻腔炎の鼻症状が改善されたとの洲崎ら[2]の報告を受け，1991 年に菊地らが最初に副鼻腔炎への有効性を報告している[3]．その論文では，治療抵抗性の難治性副鼻腔炎 26 例への EM 少量長期投与(EM 400～600 mg/日，3～19 か月投与)において，自覚症状で鼻漏 60％，後鼻漏 50％，鼻閉 60％，嗅覚障害 11.8％，頭重感・頭痛 100％，他覚的所見で鼻粘膜腫脹 10.5％，鼻汁 80％，後鼻漏 85.7％等の大幅な症状改善効果が報告されている．また，EM への感受性がない起炎菌においても有効性が認められ，常

* Ishino Takashi，〒 734-8551 広島県広島市南区霞 1-2-3　広島大学耳鼻咽喉科，講師

表 1. マクロライド療法のガイドライン(試案)(1998 年策定)

(1) 投与薬剤:	14 員環マクロライド系抗生物質(エリスロマイシン:EM,クラリスロマイシン:CAM,ロキシスロマイシン:RXM)
(2) 投与量:	成人では,EM で 400~600 mg,CAM で 200~400 mg,RXM で 150~300 mg,小児では EM で 8~12 mg/kg,CAM で 4~8 mg/kg.
(3) 投与期間:	3 カ月の投与で全く無効な症例は速やかに他の治療方法に変更する. 有効症例でも投与期間は連続で 3~6 カ月で一度打ち切る. 症状再燃に対して再投与は可.
(4) 効果不十分な病態:	以下の病態に対しては効果に限界があることが分かっているので,手術等の適切な治療の追加あるいは治療法の変更が必要である.
	1) Ⅰ型アレルギー性炎症が主体である症例
	2) 中鼻道が高度に閉塞している症例
	3) 大きな鼻茸を有する症例
	4) 長期投与中の急性増悪
(5) 副作用:	現在までに重篤な副作用の報告はないが,長期投与に関しては副作用発生に十分な注意を払う必要がある. 特にテルフェナジン,アステミゾールなど一部の抗アレルギー剤との併用は重篤な副作用発生の危険があり避けなければならない.

(文献 7 より)

用量の半量程度でも効果が発現したことから,その有効性は抗菌作用によるものではなく,細胞賦活作用や気道の過分泌状態の改善作用によるものである可能性が推測されている. なお,その後の検討により,マクロライド療法の有効性はマクロライド本来の抗菌作用によるものではなく,マクロライドに備わっているサイトカイン産生抑制作用,炎症細胞の活性化・遊走抑制作用,粘液の過剰分泌抑制作用,バイオフィルム形成阻害作用[4)~6)]などによるものとされている.

また,マクロライド薬には基本骨格が 14,15,16 員環のものがあるが,マクロライド少量長期投与での有効性が認められているものは 14 員環系マクロライドである EM,クラリスロマイシン(CAM),ロキシスロマイシン(RXM),15 員環系マクロライドであるアジスロマイシン(AZM)に限られ,16 員環系マクロライドは抗炎症作用がなく,マクロライド少量長期投与としての有効性も認められていない. なお,AZM においては,欧米で嚢胞性線維症患者への有効性が確立されているが,本邦では保険診療上の制約のため,現時点においてもマクロライド療法としての少量長期投与は行うことができない.

その後,マクロライド療法は本邦では慢性副鼻腔炎の標準的治療として位置づけられるようになったが,手術治療が必要な症例や無効症例にも漫然と使用されることが増えたことから,本邦で 1998 年にマクロライド療法のガイドライン(試案)[7)](表 1)が発表された.

ガイドラインでは,投与薬剤は 14 員環系マクロライドである EM,CAM,RXM,投与量は常用量から半量,投与期間は 3 か月投与しても全く無効であった場合は他の治療法に変更,また有効症例でも投与期間は連続で 3~6 か月で一度打ち切り,症状再燃時は再投与可とされ,効果不十分な病態であるⅠ型アレルギー性炎症が主体である症例,中鼻道が高度に閉塞している症例,大きな鼻茸を有する症例,長期投与中の急性増悪に対しては効果に限界があるため,他の治療の追加または治療法の変更が必要なことが記載されている.

その後,マクロライド療法は 2007 年に日本鼻科学会が作成した副鼻腔炎診療の手引き[8)]において慢性副鼻腔炎の薬物療法の一つとして推奨され,要点には,① 適応となる副鼻腔炎のタイプとして過分泌症状が顕著な慢性副鼻腔炎および手術療法後の慢性副鼻腔炎,② マクロライド療法が有効な場合でも通常 Xp や CT での副鼻腔陰影の改善効果には時間がかかることから効果判定においては自覚症状の改善を重視すること,③ 効果不十分な病態として気管支喘息を合併している症例などが追記された(表 2). しかしながら,2015 年に難病認定された好酸球性副鼻腔炎においてマクロライド療法の有効性について検討がなされた結果,中等症以上の好酸球性副鼻腔炎においては有効性が乏しいことが認められ[9)],効果不十分な病態として挙げられた「2)気管支喘息を合併している症例」が,現在は好酸球性副鼻腔炎症例へと解釈が変更されてきている[10)].

表 2. 慢性副鼻腔炎に対するマクロライド療法の要点

試案と比べ，適応となる副鼻腔炎のタイプ，効果判定，効果不十分な病態，他の治療法との併用の項目が追加されている

使用薬剤	14員環マクロライド系抗生物質(エリスロマイシン：EM，クラリスロマイシン：CAM，ロキシスロマイシン；RXM)
適応となる副鼻腔炎のタイプ	過分泌症状が顕著な慢性副鼻腔炎および手術療法後の慢性副鼻腔炎
一日投与量	原則として常用量の半量とする．ただし以下のような投与法も念頭に置く． 1) 臨床症状が強い場合には常用量で開始し，経過をみながら半量に切り換える． 2) 急性増悪時には常用量に切り換える．あるいは他の抗菌薬に変更する．
投与期間	原則として3カ月を目安とする．十分な改善が得られた場合にはいったん投与を中止して経過を観察する．
効果判定	原則として自覚症状の改善を重視する．X線所見とはズレが生じることも多い．
再投与	再投与しても，前回投与期と同様の効果が得られる．
効果不十分な病態	1) Ⅰ型アレルギー性炎症が主体である症例 2) 気管支喘息を合併している症例 3) 中鼻道が高度に閉塞している症例 4) 大きな鼻茸を有する症例 5) 長期投与中に急性増悪を生じた症例
他の治療法との併用	内視鏡下鼻内手術，YAMIKカテーテル法，副鼻腔洗浄法などを症例に応じて組み合わせると，マクロライド療法の有効性が高まる．
臨床上の留意点	抗アレルギー薬など，他剤と併用する際には薬物相互作用に留意する．

(文献 8 より)

2．マクロライド療法の有効性と EBM

マクロライド療法のガイドラインは二重盲検試験などの比較検討試験がなされていない状態で作成されたためエビデンスが弱い状態であるが，マクロライド療法は，これまでの臨床応用の有効性から，非好酸球性副鼻腔炎に対する標準的治療方法とされているのが現状である．

マクロライド療法の臨床効果については，EMとCAMの比較検討の結果，CAMがEMに比べて有意に優れているという報告がされている[11]．その後，エビデンスレベルは低いものの，1995～1997年間の論文レビューにおいて，自覚症状では鼻漏，後鼻漏などの分泌物の改善，他覚的所見では分泌物の量，性状変化のうちの後鼻漏の改善が多く認められ，EM，CAM，RXMの3薬間で比較すると，自覚症状では3薬間であまり差がないが，他覚的所見ではRXMの有効性が高かったとの報告がなされている[12]．なお，CAMおよびRXMは胃酸による不活化が少ないので常用量がEMより少なく，胃腸障害が起きにくいなどの副作用軽減の面や投与回数が少ないことから，現在はCAMやRXMなどのニューマクロライド薬が少量長期投与療法の主体となっている．

海外では，EPOS2007[13]でマクロライド療法はgrade Aとして推奨されていたが，EPOS2012[14]では，二重盲検試験での有効性が認められなかった[15]ことからgrade Cとされている．2016年におけるInternational Consensus Statement on Allergy and Rhinology：Rhinosinusitis[16]では，鼻茸を伴わない慢性副鼻腔炎(CRSsNP)(特にIgEが上昇していない患者)において内視鏡スコアと症状改善に有効，また鼻茸を伴う慢性副鼻腔炎(CRSwNP)においてもESS後の鼻茸再増殖に有効とされ，副作用などの有害性よりも有益性が上回るが有効性に関して報告によりばらつきがあるとして，ともにマクロライド療法は治療オプションとされた．EPOS2020[17]においては，プラセボを用いた二重盲検試験を行った報告が少ないことから，有効性に関しては不明とされ，2021年におけるInternational Consensus Statement on Allergy and Rhinology：Rhinosinusitis(2021)[18]では，症状と内視鏡スコアの改善効果が認められたことにより，病態による有効性の差が生じることが示唆されたものの2016年と同様にCRSsNPとCRSwNPともにマクロライド療法は治療オプションとされた(表3)．一方，プラセボを用いていない試験も含めたメタ解析による有効性評価では，マクロライド療法はコントロールの治療方法と比較して内視鏡所見とCTスコアで有意に改善が認められ，さらに人種によりアジアと欧米では結果が異なり，アジ

表 3. International Consensus Statement on Allergy and Rhinology：Rhinosinusitis(2021)における
マクロライド療法の解釈

Macrolide Antibiotics for CRSsNP

Aggregate Grade of Evidence：	B(Level 1：5 studies；level 2：7 studies；level 3：1 study)
Benefit：	Some studies show reduction in endoscopy and symptom scores, others show no benefit.
Harm：	Gastrointestinal side effects, ototoxicity, hepatotoxicity, cardiotoxicity, and drug-drug interactions；potential microbial resistance.
Cost：	Low.
Benefits-Harm Assessment：	Mixed results about benefits and potential for harm make a balance unclear.
Value Judgments：	Optimal drug, dosage, and treatment duration are not known.
Policy Level：	Option.
Intervention：	Macrolides are an option for patients with CRSsNP, especially for pateints at low risk of harm

Macrolide Antibiotics for CRSwNP

Aggregate Grade of Evidence：	B for CRS overall with limited evidence regarding CRSwNP specifically(Level 1：5 studies；level 2：3 studies；level 3：5 studies)
Benefit：	Macrolides may improve symptom scores and endoscopic scores in CRSwNP patients. But results are mixed among 3 RCTs.
Harm：	Significant potential for medication interactions. Rare mild adverse events, such as gastrointestinal side effects, ototoxicity, hepatotoxic-ity, cardiotoxicity.
Cost：	Low.
Benefits-Harm Assessment：	Unclear benefit-to-harm ratio in CRSwNP patients. Benefits of treatment over pla-cebo, and benefits of adding macrolides to other treatment were seen in some studies but not others.
Value Judgments：	Optimal drug, dosage, and dura-tion of therapy are not known.
Policy Level：	Option.
Intervention：	In CRSwNP, macrolides may be beneficial, especially in neutrophil-dominant polyps or in those who are unresponsive to corticosteroids.

（文献 18 より）

ア人種では症状スコアである Sino-Nasal Out-come Test(SNOT)でも改善効果が有意に認められたが，非アジア人種では認められなかったことが報告されている．この報告では，アジア人種における慢性副鼻腔炎は好中球性炎症が主体で，非アジア人種の好酸球炎症が主体であることと異なるため，非好酸球性副鼻腔炎が多いアジア人種においてはマクロライド療法の有効性が高い可能性が述べられている．なお，欧米における CRSwNP は本邦における好酸球性副鼻腔炎に該当し，非好酸球性副鼻腔炎の割合が少ないことが知られているため，CRSwNP における海外の治療推奨においては本邦における好酸球性副鼻腔炎への推奨と解釈したほうがよく，CRSsNP での治療推奨も鑑みて，非好酸球性副鼻腔炎への適応については総合的に判断する必要があると思われる．

一方，マクロライド投与中に認められる感冒や急性上気道炎などによる症状の急性増悪は，マクロライド耐性菌の感染による場合があるため，一時的に他の抗菌薬に変更したほうがよいことが知られている[4]．特に，急性副鼻腔炎の主要起炎菌である肺炎球菌とインフルエンザ菌に関しては 14 員環マクロライドへの耐性化を獲得しているため，症状の増悪がある場合は急性鼻副鼻腔炎診療ガイドライン 2010 年版を参考にして薬剤変更を行うことが必要である．

粘液，粘膜に作用する薬剤

鼻汁や喀痰などの粘液の主成分は粘液糖タンパクであり，それらが SS 結合やイオン結合などの様々な結合により巨大なタンパク質を形成することで，粘液の粘稠性を亢進させている．この巨大タンパク質は網目状構造を形成し，その隙間に多量の水分を含むことで粘液を形成しており，巨大タンパク質の形成を阻害あるいは分解することで粘稠性を低下させることが可能である．システイン製剤はチオール基と有する薬剤と有しない薬剤に分けられ，チオール基を有するシステイン製剤では SS 結合を切断することで，先の巨大タンパク質を分解し，また網目状構造を破壊することで

粘稠性を低下させることが可能となっている．一方，チオール基を有せずカルボキシル基に置換されたもの（S-carboxymethyl cysteine（SCMC））では，SS 結合が残存するため鼻汁の粘稠度には影響を及ぼさないが，鼻腔粘液線毛機構の改善効果が得られることが知られている．また，サーファクタントを改善させることで，鼻腔粘液線毛機構を改善させる薬剤もある．一方，これらの薬剤はエビデンスレベルが低いのが現状である．二重盲検試験でマクロライドと SCMC を併用することで有意に高い臨床効果が得られたとの報告はあるが[19]，EPOS2020[17]では慢性副鼻腔炎に対する投薬は，推奨の判断のためのデータが不十分であるとして，明確な結論は出されていない．また，International Consensus Statement on Allergy and Rhinology：Rhinosinusitis（2021）[18]でもエビデンスが不十分として推奨なしとされているが，併用療法においては有効性が期待できる可能性があるため，本邦のみならず海外でも慢性副鼻腔炎治療において標準的に使用されている．

ステロイド

EPOS2020[17]では，慢性副鼻腔炎を区別せずに検討しており，CRSwNP の組み入れ割合が多いものの，鼻噴霧ステロイドは有効性が期待できるため推奨とされている．International Consensus Statement on Allergy and Rhinology：Rhinosinusitis（2021）[18]では CRSsNP において鼻噴霧ステロイドやステロイド入り鼻洗浄，ステロイドによるネブライザーは，鼻症状や所見の改善が期待できるとして治療オプションとされ，ESS 術後に関してはステロイド入り鼻洗浄の有効性が認められるため推奨とされている．経口ステロイドにおいても，CRSsNP で症状改善が期待でき，手術回避を望む場合にも有効な可能性があるとし，副作用に留意したうえでの治療オプションとなっている．

抗ヒスタミン薬

EPOS2020[17]ではプラセボとの比較試験が少な

く，有効性について述べられた報告がないため，抗ヒスタミン薬の常用による副鼻腔炎への有効性は不明となっている．

抗ロイコトリエン薬

EPOS2020[17]では，プラセボとの比較試験が少ないため，局所ステロイドが使用できないのでなければ，使用を勧めないとされている．局所ステロイドとの併用に関してもデータが少ないため，局所ステロイドへのアドオンも勧めないとされている．International Consensus Statement on Allergy and Rhinology：Rhinosinusitis（2021）[18]では，CRSsNP で，アレルギー性鼻炎があれば，アレルギーの制御に有効として治療オプションとされているが，アレルギー性鼻炎がなければ，有効性の報告がないため推奨しないとされ，CRSwNP では鼻噴霧ステロイド単独よりは併用のほうが，有効性を期待できるなどとして治療オプションとなっている．しかし，ここでの CRSwNP への適応判断は欧米のデータを基にしているため，非好酸球性副鼻腔炎への適応ではなく好酸球性副鼻腔炎への適応を判断したものと解釈したほうがよいと思われ，実臨床における非好酸球性副鼻腔炎への有効性はまだ不明であるといえる．

漢方薬と針治療

EPOS2020[17]では，これらに関してはともにプラセボに対する有効性が確認できず，また安全性評価をするための論文アクセスもできないうえに，針治療での合併症の報告などもあることから，使用しないことが推奨されている．また，International Consensus Statement on Allergy and Rhinology：Rhinosinusitis（2021）[18]でも，漢方薬などの薬草に関してはバイアスが多く有効性の判定ができないため，使用しないことが推奨されている．

抗真菌薬

EPOS2020[17]では，局所投与および全身投与に

おいて，ともに QOL および症状で有効性が認められていないため，使用しないことが推奨されている．International Consensus Statement on Allergy and Rhinology：Rhinosinusitis（2021）[18] では CRSsNP と CRSwNP ともに経口薬では，検討例が少なく判定できずとなっており，局所投与に関しては有効性が認められないため，使用しないことが推奨されている．

おわりに

慢性副鼻腔炎の治療では，マクロライド療法においても，エビデンスが十分でなく強く推奨される治療方法としては提示されていない．今後，推奨レベルの変更や推奨適応タイプが追加される可能性，粘液溶解薬などの位置づけなどが変わってくる可能性も考えられるため，定期的に動向を確認しておく必要がある．

参考文献

1) 工藤翔二，植竹健司，萩原弘一ほか：びまん細気管支炎にたいするエリスロマイシン少量長期投与の臨床効果に関する研究-4 年間の治実療成績．日胸疾患誌，25：632-642, 1987.

2) 洲崎春海，杉田公一，工藤翔二ほか：びまん性汎細気管支炎に併発する慢性副鼻腔炎に対する効果．Therapeutic Res, 11：961-963, 1990.

3) 菊地　茂，洲崎春海，青木彰彦ほか：副鼻腔炎とエリスロマイシン少量長期投与．耳鼻臨床，84：41-47, 1991.
Summary 慢性副鼻腔炎に対するマクロライド療法の有効性を述べた論文．種々の臨床データが記載され，統計学的に有効性を確認できた初めての論文となっている．

4) 竹内万彦，間島雄一：副鼻腔炎に対するマクロライド療法．小児科，47：1249-1254, 2006.

5) 間島雄一：慢性副鼻腔炎の成因・診断・治療．耳展，55：118-125. 2012

6) 洲崎春海：慢性副鼻腔炎におけるマクロライド療法．アレルギー・免疫，6：708-716, 1999.

7) 羽柴基之：慢性副鼻腔炎に対するマクロライド療法のガイドライン（試案）．JJ Antibiotcs, 51（Suppl A）：86-89, 1998.

8) 日本鼻科学会（編）：副鼻腔炎診療の手引き，金原出版, 2007.

9) 久保田俊輝，飯村慈朗，岡田晋一ほか：好酸球性副鼻腔炎疑い症例に対するマクロライド少量長期投与療法の検討—JESREC Study による分類を用いて—．日鼻誌，57：153-158, 2018.
Summary 好酸球性副鼻腔炎の重症度を JESREC score で判定して，マクロライド療法の有効性を確認した論文．中等度以上の好酸球性副鼻腔炎では有効性が乏しいことが報告されている．

10) Shimizu T, Suzaki H：Past, present and future of macrolide therapy for chronic rhinosinusitis in Japan. Auris Nasus Larynx, 43：131-136, 2016.

11) 羽柴基之，馬場駿吉，東内　朗ほか：慢性副鼻腔炎のマクロライド長期投与療法．耳鼻臨床，90：717-727, 1997.

12) 大山　勝，上野員義，松根彰志ほか：副鼻腔炎に対するマクロライド療法の現状．耳鼻臨床，92：571-582, 1999.

13) Thomas M, Yawn BP, Price D, et al：European Position Paper on Rhinosinusitis and Nasal Polyps Group. EPOS Primary Care Guidelines：European Position Paper on the Primary Care Diagnosis and Management of Rhinosinusitis and Nasal Polyps 2007-a summary. Prim Care Respir J, 17：79-89, 2008.

14) Fokkens WJ, Lund VJ, Mullol J, et al：European Position Paper on Rhinosinusitis and Nasal Polyps 2012. Rhinol Suppl, 23：1-298, 2012.

15) Videler WJ, Badia L, Harvey RJ, et al：Lack of efficacy of long-term, low-dose azithromycin in chronic rhinosinusitis：a randomized controlled trial. Allergy, 66：1457-1468, 2011.

16) Orlandi RR, Kingdom TT, Hwang PH, et al：International Consensus Statement on Allergy and Rhinology：Rhinosinusitis. Int Forum Allergy Rhinol, 6（Suppl 1）：S22-S209, 2016.

17) Fokkens WJ, Lund VJ, Hopkins C, et al：European Position Paper on Rhinosinusitis and Nasal Polyps 2020. Rhinology, 58（Suppl S29）：1-464, 2020.

18) Orlandi RR, Kingdom TT, Smith TL, et al：International consensus statement on allergy and rhinology：rhinosinusitis 2021. Int Forum Allergy Rhinol, 11：213-739, 2021.

Summary ヨーロッパの副鼻腔炎のガイドライン．病態から診断，治療に至るまで網羅されており，エビデンスから解釈，推奨度まで詳細に記載されている．

19) Majima Y, Kurono Y, Hirakawa K, et al：Efficacy of combined treatment with S-carboxymethylcysteine(carbocisteine)and clarithromycin in chronic rhinosinusitis patients without nasal polyp or with small nasal polyp. Auris Nasus Larynx, **39**：38-47, 2012.

MB ENT, 286：46-53, 2023

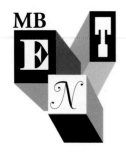

◆特集・アレルギー性鼻炎，慢性副鼻腔炎の薬物療法─適応と効果─

小児慢性副鼻腔炎にどう対応するか？

藤井可絵*

Abstract 小児の慢性副鼻腔炎は，成人と比べて発症要因や経過において異なる特徴がある．上気道感染が遷延化して慢性副鼻腔炎に移行する，鼻副鼻腔が成長発達段階にあること，アデノイドの関与など，複数の因子が病態形成に影響を及ぼす．小児慢性副鼻腔炎の治療は，鼻副鼻腔の成長発達に影響しないことや，成長とともに自然寛解例も認めるため，可能な限り保存的加療を選択されることが多い．また，治療中に上気道感染する例も多く，急性増悪をきたした例には適切に病状の再評価を行い，治療方針を再検討する必要がある．保存的加療が有効ではない症例も存在し，鼻副鼻腔の発達に影響を与えない程度での手術加療の選択が必要となる．個々の症例において，副鼻腔炎の病態，重症度などを的確かつ慎重に評価し，治療を選択することが重要である．

Key words 小児慢性副鼻腔炎(pediatric chronic rhinosinusitis)，アデノイド(adenoids)，アレルギー性鼻炎(allergic rhinitis)，マクロライド少量長期療法(macrolide therapy)，内視鏡下副鼻腔手術(endoscopic sinus surgery)

はじめに

小児の慢性副鼻腔炎は，成人と異なり，上気道感染を繰り返す，遷延化する，鼻副鼻腔に隣接するアデノイドの関与が病態形成に関与する，あるいは発達段階の鼻副鼻腔の構造など様々な因子が影響し病態が形成されている．治療では，可能な限り鼻処置や薬物療法による保存的加療を選択するが，改善効果が乏しい場合には，手術療法が必要な例も存在する．

加療中に上気道感染を繰り返す，成長発達により病状が改善する例もあり，症例ごとに病状の評価を正確に行い，重症度や罹患年齢に応じ慎重に治療を進めていく必要がある．本稿では成人例との相違点，診断の進め方と治療の選択について述べる．

慢性副鼻腔炎の定義と病態

副鼻腔炎は，急性，亜急性，慢性の3つに定義される．慢性副鼻腔炎は，副鼻腔炎の状態が3か月以上続く状態である[1)2)]．急性副鼻腔炎から慢性副鼻腔炎に移行する過程には，様々な要因が関与している．慢性化する要因としては，① 解剖学的異常(鼻中隔弯曲やアデノイド肥大など)，② 免疫が脆弱，③ アレルギー性鼻炎の合併，④ 遺伝的要因，⑤ 薬剤耐性菌の増加，⑥ 環境因子，⑦ 気管支喘息などの下気道炎症疾患の併存などが挙げられる．これらの複数の要因が関与し，副鼻腔粘膜からの分泌亢進や組織障害が生じ，副鼻腔自然口が閉塞し，副鼻腔内の換気や排泄障害が遷延化する．副鼻腔内貯留液中の細菌菌体成分や免疫複合体から補体や炎症サイトカインのネットワークが活性化され，炎症が慢性化し，副鼻腔粘膜の浮腫上変化や鼻茸が生成する[3)]．

* Fujii Kae，〒130-0012 東京都墨田区太平3-20-2 賛育会病院耳鼻咽喉科，管理医長

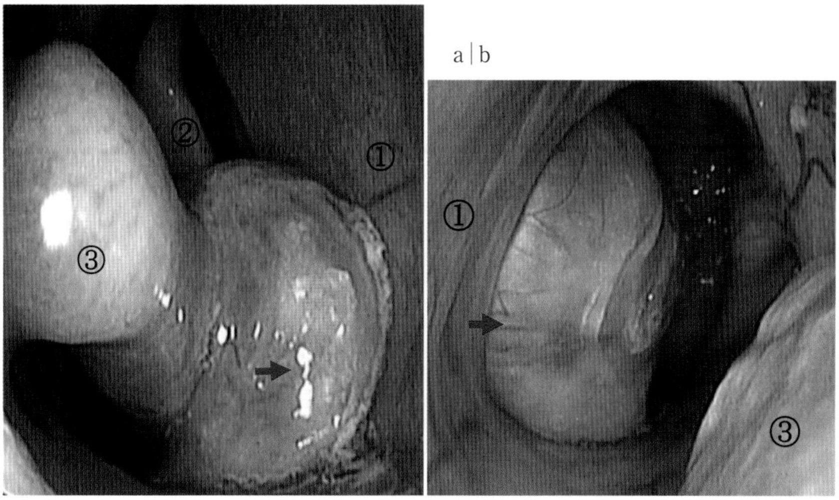

図 1.
後鼻孔鼻茸症例
　a：右鼻腔内視鏡所見
　b：左鼻腔内視鏡所見
右上顎洞性後鼻孔鼻茸（➡）
①鼻中隔，②中鼻甲介，
③下鼻甲介

小児の副鼻腔炎の病態形成には，アデノイドが関与しているとされており，アデノイド切除術が小児慢性副鼻腔炎の外科的治療の一方法として有効であることが実証されている[4)〜7)]．アデノイドは，4〜5歳頃をピークに肥大し，10歳頃にかけて退縮していくことは周知のとおりである．アデノイドは，口蓋扁桃も含め，Waldeyer 咽頭環を構成し，幼少期では免疫臓器としての役割をもつ．アデノイドと鼻副鼻腔は隣接しているため，両者の病態に影響を及ぼすことは，想像に難くない．アデノイドが鼻副鼻腔に関与する影響としては，2つの説が主力とされている．一つは，肥大したアデノイドが後鼻孔を閉塞し，鼻腔通気障害をきたすため，副鼻腔炎の発症および遷延化に影響を及ぼしているという説であり[4)5)]，もう一つは，アデノイドに定着した病原菌がバイオフィルムを形成し，副鼻腔へ波及することで副鼻腔炎の遷延化や慢性化に関与しているという説である[4)6)〜8)]．前者については，アデノイド肥大の程度と副鼻腔炎の重症度に有意差がないという説も散見されており，近年は後者の説が主力とされている[4)6)7)9)]．アデノイドの細菌叢は，インフルエンザ桿菌，肺炎球菌，黄色ブドウ球菌が多く[7)9)]，小児慢性副鼻腔炎の鼻汁からの細菌培養検査でも同じ細菌が検出される場合が多いことから，アデノイドからの病原菌が供給源となり，小児慢性副鼻腔炎の病態形成に関与していると推察されている[4)6)7)9)]．

症状と検査

1．症　状

慢性副鼻腔炎症状は，粘膿性鼻汁，後鼻漏，鼻閉，頭痛，頬部痛，咳嗽，いびきなどの症状を認める．慢性的な鼻閉により注意力の低下をきたしたり，夜間の鼻閉により閉塞性睡眠時無呼吸症候群（obstructive sleep apnea syndrome：OSAS）の要因にもなる．さらに思考力低下や記憶力の低下，学業成績の低下にもつながる．

2．検　査

1）局所所見

鼻鏡検査で，鼻腔粘膜の発赤腫脹，浮腫上変化，粘膿性鼻汁を認める．小児慢性副鼻腔炎の約1〜2割に鼻茸を認め，さらに鼻茸の約3割は後鼻孔鼻茸を認めるという報告もある[10)]．鼻茸はサイズが小さい例や，後鼻孔鼻茸例では前鼻鏡検査で確認することが困難な例も多く，内視鏡検査が有用である．鼻腔内の鼻粘膜の変化，鼻茸の有無，分泌物の状態，鼻中隔弯曲の有無などを確認する．鼻茸の基部の確認や，副鼻腔自然口からの膿性鼻汁，アデノイド肥大の有無なども確認できる．後鼻孔鼻茸は，通常片側例が多く，片側の鼻閉を自覚するが，後鼻孔鼻茸のサイズが大きい場合には反対側の後鼻孔を閉塞し，両側の鼻閉を自覚する場合もある（図1）．

2）画像所見

副鼻腔 X 線撮影では，Waters 法（上顎洞・前頭

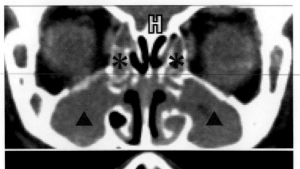
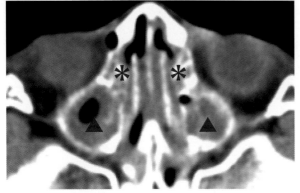

図 2. CT 画像（3 歳，男児）
両側の上顎洞（▲）および篩骨洞（＊）に
炎症所見を認める

洞），Caldwell 法（篩骨洞・前頭洞・鼻腔）で，副鼻腔陰影の有無と罹患洞を評価し，確定診断を行う．

副鼻腔炎を繰り返している例，治療効果に乏しい例，急性増悪をきたし，副鼻腔炎から眼窩や頭蓋への炎症波及が疑われる場合には，副鼻腔 CT が必須である（図 2）．副鼻腔腫瘍や嚢胞性病変の鑑別には，副鼻腔 MRI（輪状断，冠状断，矢状断）検査を施行する．

3）細菌検査

鼻汁細菌培養検査も抗菌薬の選択のために有用である．中鼻道分泌物あるいは上顎洞穿刺液を採取して検査を行う．検出菌としてはブドウ球菌やインフルエンザ桿菌が多く，これらの細菌はバイオフィルムを産生し，細胞内に寄生することから慢性副鼻腔炎の要因となる[3]．

4）アレルギー検査

アレルギー性鼻炎との鑑別や合併の有無を調べるために有用である．鼻汁好酸球数，スクラッチテスト，皮内テスト，血中総 IgE 値，血中抗原特異的 IgE 値などがある[5]．

5）その他

鼻腔通気度検査で鼻閉の程度を評価，嗅覚障害に対して嗅覚検査なども有用である[5]．

慢性副鼻腔炎の治療

副鼻腔炎の治療には，局所療法，薬物療法，手術がある．

小児では，慢性副鼻腔炎の加療中も頻回に上気道炎を繰り返すため，成人と異なり病状が不安定で，寛解・増悪を繰り返す[5]．また，鼻副鼻腔が発達段階のため，自然寛解する例を認める場合があり，原則的には可能な限り局所療法や薬物療法などの保存的加療を試みる．しかしながら，サイズの大きい鼻茸や後鼻孔鼻茸を有する例など，保存的加療での改善効果が乏しい例や，副鼻腔合併症を認める例では，手術の選択を余儀なくされる場合があり，個々の病状を適切に評価，診断し，適切な治療をすすめる必要がある（図 3）．

1．局所療法

鼻処置・鼻洗浄：鼻をかむことができない乳幼児は鼻洗浄や鼻汁の吸引除去がもっとも有効な治療である．粘膿性鼻汁や後鼻漏，鼻閉などの症状を認める場合には，症状の改善に効果が期待できる．鼻洗浄は，3.5％高張食塩水，あるいは 0.9％等張食塩水を使用する[11][12]．

2．薬物療法

小児慢性副鼻腔炎では，急性増悪時でない限りペニシリン系やセフェム系抗菌薬を用いることはなく，気道粘膜調整薬や気道粘膜溶解薬が用いられるが，単独投与での明確なエビデンスはない[3]．アレルギー性鼻炎の約 10％程度に副鼻腔炎の合併を認めることから，抗アレルギー薬や抗ロイコトリエン薬を併用される例も多いが，小児慢性副鼻腔炎に対しての有効性のエビデンスはない[3]．

1）マクロライド少量長期療法

小児の慢性副鼻腔炎に対するマクロライド少量長期療法の効果は，以前から評価が定まってはいないが[13]，同療法が小児でも有効であるという報告は多い[13]～[17]．

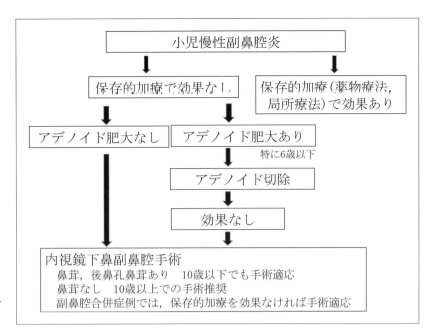

図 3.
小児慢性副鼻腔炎の治療方針

図中:
小児慢性副鼻腔炎

保存的加療で効果なし／保存的加療（薬物療法, 局所療法）で効果あり

アデノイド肥大なし／アデノイド肥大あり（特に6歳以下）

アデノイド切除

効果なし

内視鏡下鼻副鼻腔手術
　鼻茸, 後鼻孔鼻茸あり　10歳以下でも手術適応
　鼻茸なし　10歳以上での手術推奨
　副鼻腔合併症例では, 保存的加療を効果なければ手術適応

マクロライド少量長期療法では, エリスロマイシン（EM）を 8〜12 mg/kg/day, クラリスロマイシン（CAM）を 4〜8 mg/kg/day の投与量を, 3〜6 か月投与する[16].

マクロライド系抗菌薬は, 抗菌作用のみならず, 好中球の血管内皮への接着の抑制, 炎症性サイトカインの産生抑制などの抗炎症作用を有していることが報告されており, 少量のマクロライド系抗菌薬投与で確認されている[16]. 長期のマクロライド療法に対して, 耐性菌誘導の有無が懸念されているが, マクロライド耐性菌が増加しているにもかかわらず, 鼻症状に対するマクロライド療法の有効性は高い状態を保っているという報告もある[16]. マクロライド耐性菌の増加とマクロライド療法の臨床効果は乖離しており, マクロライド療法が薬剤耐性を惹起している可能性は極めて少なく[16], これはマクロライド療法の治療効果が抗菌作用ではなく, 抗炎症作用によるためと考えられている[17]. しかし, 小児の慢性副鼻腔炎の治療指針などでは, 2 か月程度で有効性が認められない場合には, マクロライド療法は中止することが推奨されている. 大きい鼻茸が形成されているなど, 鼻腔と副鼻腔の交通路が高度に狭窄している症例や, アレルギー性炎症が原因となっている慢性副鼻腔炎症例は, マクロライド療法の効果は乏しい[17]. 小児慢性副鼻腔炎の特徴として, 中鼻道からの鼻汁に対する細菌培養検査から, 急性上気道感染症の際に高頻度で検出される肺炎球菌やインフルエンザ桿菌などの病原菌の検出率が高く, 慢性副鼻腔炎の発症要因に細菌感染がかかわっていること, あるいは慢性副鼻腔炎加療中にも細菌感染を繰り返すことが挙げられる. 小児慢性副鼻腔炎では, 上気道感染の遷延化などの要因で発症している場合など, マクロライド少量長期療法は, 適応や副作用などを検討したうえで, 治療選択する必要がある[16]〜[18].

2）ステロイド局所投与や抗アレルギー薬, 抗ロイコトリエン薬

小児ではアレルギー性鼻炎と副鼻腔炎の合併例が多く[5][19], 副鼻腔炎の治療と並行してアレルギー性鼻炎の治療を行う場合が多い. アレルギー性鼻炎に対して抗アレルギー薬の内服およびステロイド局所投与を行うことで鼻汁の減少や鼻腔粘膜の浮腫状変化が改善し, 副鼻腔自然口を通して鼻腔と副鼻腔の換気を改善される効果が期待できる. また, ステロイド投与や抗ロイコトリエン薬により鼻茸のサイズ縮小を認める例も多い. しかし, 鼻茸のサイズが大きく, これらの薬剤にて効果が乏しい症例は, 手術加療を検討する必要もある.

表 1. 副鼻腔の発達

	上顎洞	篩骨洞	前頭洞	蝶形骨洞
新生児 1〜2歳	既に存在	既に存在		
3〜4歳 5〜6歳	急速に 発育	徐々に 発育	含気が 始まる	含気が 始まる
			徐々に 発育	急速に 発育
10歳 11〜14歳 15歳以上	完成	完成	完成	完成

小児では，アレルギー性鼻炎の加療中に，鼻汁の性状が水様性と粘膿性を繰り返し，治療に難渋する例が少なくない．15歳以下の小児では，アレルギー性鼻炎に副鼻腔炎が合併する例が約半数程度にあり，その要因としては，アレルギー性鼻炎症例では，ウイルス感染を起こしやすく，さらにウイルス感染から細菌感染を引き起こして感染性副鼻腔炎が遷延化，反復すると考えられている[19]．アレルギー性鼻炎症例に伴う副鼻腔炎に対して，抗アレルギー薬による単独治療や，マクロライド少量長期療法での慢性副鼻腔炎の改善効果には直結しない[3]．粘膿性鼻汁を伴うアレルギー性鼻炎症例では，副鼻腔炎の合併，上気道感染を考慮し，鼻汁細菌培養検査を行い，原因菌に感受性のある抗菌薬を短期間使用するなどの治療が必要である[19]．急性の上気道感染を伴う病態では，マクロライド少量長期投与の選択は有効ではない[19]．

3．手術療法

小児の慢性副鼻腔炎では，原則的には保存的加療を選択するが，改善に乏しい例や，副鼻腔炎合併症をきたしている例は手術が必要となる．内視鏡検査や画像検査，血液検査などの評価を行ったうえで，自覚症状やご両親への問診をもとに総合的に評価し，手術の必要性を慎重に検討する必要がある．

慢性副鼻腔炎の改善のために施行される手術として，内視鏡下副鼻腔手術（endoscopic sinus surgery：ESS），アデノイド切除術などが挙げられる[11]．

アデノイドは生理的に4〜5歳ぐらいをピークに肥大し，10歳頃に自然退縮することから，6歳ぐらいまでの慢性副鼻腔炎はアデノイド増殖が影響していることが立証されており，保存的加療による効果に乏しい症例では，第一選択としてアデノイド切除術が推奨されている[5]．アデノイド切除により，後鼻孔閉塞の改善およびアデノイド細菌叢の低下が副鼻腔炎の改善効果をもたらすとされる[9]．しかしながら，小児の慢性副鼻腔炎に対する手術療法に対しては，アデノイド切除のみ，ESS のみ，アデノイド切除術と ESS 併用に対してそれぞれの改善率は 52％，75％，87％という報告もあり[20]，アデノイド切除のみで改善する症例は限定的である[21]．保存的加療で改善効果が期待できない症例で，アデノイド切除術も無効であれば，ESS が適応になる．年齢や重症度に応じて治療の方針を選択することが重要である[4]．

ESS は，保存的加療に抵抗性で，アデノイド切除術の無効例，後鼻孔鼻茸を有し鼻閉が強い例，副鼻腔炎合併症を併発している例などが適応となる．しかしながら，小児の副鼻腔は成長発達時期であることを踏まえて術式を検討する必要がある．手術時期は，サイズが大きい鼻茸や後鼻孔鼻茸（図1）による鼻閉例は 10歳未満から，鼻茸がなく保存的療法が無効な例は 10歳以降で手術方法を選択される施設が多い[10][21]．小児では，出生後早期から上顎洞および篩骨洞は既に存在しており，前頭洞や蝶形骨洞と比較して，早期から成長する（表1）．また，上顎洞の炎症が狭い鼻腔の浮腫上変化により排泄されにくく，炎症が遷延化しやすくなるため，上顎洞が主な病巣となることが多い（図4）[8][22]．手術操作では，上顎洞自然口を拡大開放し，上顎洞内の病変の除去あるいは洗浄を行う．同操作では上顎骨や篩骨に与える影響も限定的であり，推奨されている手術方法である[5]．10歳以上の症例では，副鼻腔の発達が成人に近いが，それでも鼻腔内は成人と比べ狭いことに留置する必要がある[21]．篩骨洞や上顎洞の開放にあたっては，副損傷に十分注意する必要があるこ

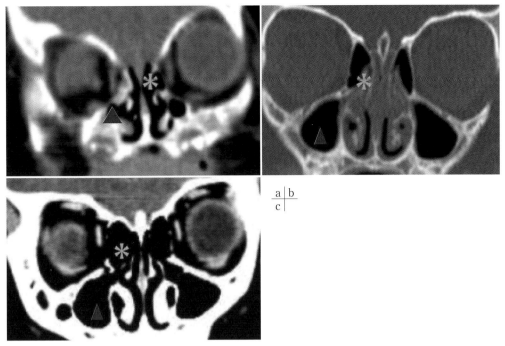

図 4. 成長と副鼻腔の発達
a：生後 2 か月
b：3 歳児
c：5 歳児
上顎洞(▲)，篩骨洞(＊)は生後2か月で既に認められ，
5 歳ぐらいまでに急速に発達する

と，また術後鼻内の癒着を避けるために不必要な鉗子の出し入れも避ける必要がある[21]．低年齢での手術は，小児での内視鏡手術について，顎顔面の発達に影響する懸念があるが，術後10年の経過観察において，顎顔面骨の発育に有意な影響を与えないという報告もみられる[23]．小児期の ESS での改善率は82～100％と高く，合併症も 1.4％という報告もあり，副鼻腔炎関連症状や QOL の向上のために保存的療法が無効な例では有用である．しかしながら，小児期は術後も上気道感染を繰り返し，副鼻腔粘膜が浮腫変化をきたしたり，術後処置にも非協力的であり，術後経過が悪くなる例もあるため，手術適応は慎重に検討し，術後も長期的な観察(4年以上，12歳以上)が必要である[5]．

副鼻腔炎合併症

慢性副鼻腔炎の急性増悪例で，主な合併症は，眼窩内合併症や頭蓋内合併症である[1]．

眼窩内合併症は，5 歳以上でもっとも頻度が高い合併症であり[1]，篩骨洞からの炎症の波及がもっとも多い．小児では骨が脆弱で柔らかいため，炎症が波及しやすいとされている．眼窩周囲の発赤腫脹，眼球突出，複視や視力障害などの症状を呈する(図5)．保存的に改善を認めない場合には，早急に眼科とも連携し，ESS や眼窩内減圧術を施行する必要がある(図6)[5]．

頭蓋内合併症は，骨の先天性裂隙からの直接の炎症の波及，あるいは血行性に炎症が波及し，硬膜外膿瘍や脳膿瘍などを発症する[5]．好発年齢は10歳台で，発熱や頭痛，嘔吐，意識障害など髄膜刺激症状を認める．小児科や脳外科など他科と連携し，保存的に改善がなければ速やかに内視鏡手術，脳外科的手術，全身的な加療などの処置をしないと後遺症が残る場合があり，慎重な対応を要する[5]．

まとめ

1) 小児の慢性副鼻腔炎では，上気道感染の遷

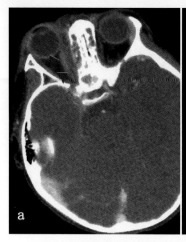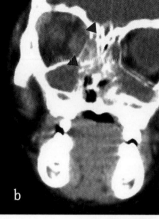

図 5.
眼窩内合併症
4 歳, 女児. 骨膜下膿瘍(▲)
  a:横断像
  b:冠状断像
眼窩内側壁から凸状に膿瘍が認められ,
内直筋が外側に偏位している

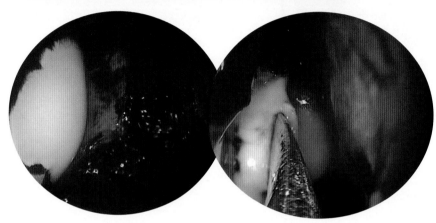

図 6.
眼窩骨膜下膿瘍症例
失明の可能性があり, 緊
急で内視鏡下で篩骨洞紙
様板を開放し, 排膿した

延化やアデノイドの影響, 鼻副鼻腔の成長発達などの複数の因子により病態が形成される.

2) 慢性副鼻腔炎発症の影響因子や重症度により, 慎重に治療方針を立てる必要がある.

3) 低年齢を除く小児の副鼻腔炎例でも上気道感染の遷延化により生じた慢性副鼻腔炎症例では, マクロライド少量長期療法が有効である.

4) 6 歳以下で, 保存的加療にて改善に乏しい慢性副鼻腔炎症例では, アデノイドが関与している可能性があり, 第一選択の手術としてアデノイド切除術が有効である.

5) 巨大な鼻茸や後鼻孔鼻茸を認める慢性副鼻腔炎症例では, 保存的加療にて効果が乏しい場合には 10 歳以下でも ESS を検討する場合がある.

参考文献

1) 中川隆之:小児副鼻腔炎—手術の適応と解剖学的特徴. 小児耳, **36**(3):240-245, 2015.

Summary 小児の急性副鼻腔炎についてはガイドラインが構築され, 手術を含めた治療法が確立されているが, 慢性副鼻腔炎については十分に構築されておらず, 今後構築していく必要がある.

2) 藤井可絵:小児の慢性副鼻腔炎—診療のポイント. 小児科, **61**(13):1730-1737, 2020.
3) 黒野祐一:副鼻腔炎診療の手引きによる慢性副鼻腔炎の治療. 日耳鼻会報, **121**:1118-1120, 2018.
4) 上條 篤:副鼻腔とアデノイド. MB ENT, **146**:47-51, 2012.
5) 月舘利治:慢性副鼻腔炎:185-190, 小児耳鼻咽喉科 第 2 版. 金原出版, 2017.
6) Shin KS, Cho SH, Kim KR, et al:The role of adenoids in pediatric rhinosinusitis. INT J Pediatr Otorhinolaryngol, **72**:1643-1650, 2008.
7) Neff L, Adil EA:What is the role of the Adenoid in Pediatric chronic rhinosinusitis? Laryngoscope, **125**:1282-1293, 2015.
8) Fokkens WJ, Lund VJ, Mullol J, et al:Euro-

pean position paper on rhinosinusitis and nasal polyps 2012. Rhinol Supple, **23**：291-298, 2012.

9）Lee D, Rosenfeld RM：Adenoid bacteriology and sinonasal symptoms in chirdren. Otolaryngol Head Neck Surg, **116**：301-307, 1997.

10）間島雄一，坂倉康夫：小児慢性副鼻腔炎の治療に対するアンケート調査結果．日耳鼻会報，**100**：423-428, 1997.
　Summary　小児慢性副鼻腔炎の保存的治療としてもっとも多く施行されているのは鼻処置である．マクロライド系抗生物質による薬物療法も多くの施設で施行されていた．

11）池田勝久，野島暁人：小児副鼻腔炎．JOHNS, **34**：1258-1260, 2018.

12）Brietzke SE, Brigger M：Adenotomy outcomes in pediatric rhinosinusitis：a meta-analysis. Int J Pediatr Otolaryngol, **72**：1541-1545, 2008.

13）飯野ゆき子，宮澤哲夫：小児慢性副鼻腔炎に対するマクロライド療法の有効性．耳展，**40**：補2：159-163, 1997.
　Summary　小児慢性副鼻腔炎は成人と比較して，マクロライド療法による改善効果が高かった．理由として，細菌感染性の要因が強く，アレルギー性要因の関与が低いことが考えられた．

14）小川真滋，藤田和寿：小児慢性副鼻腔炎に対するクラリスロマイシン・カルボシステイン併用療法の検討．耳鼻，**43**：804-808, 1997.

15）宮澤哲夫，飯野ゆき子：小児鼻茸の免疫組織学的検討．日鼻誌, **38**(4)：24-29, 1999.

16）真野典成，加藤芳徳，衛藤祐子ほか：処方せんおよび文献調査からみた小児耳鼻領域における

マクロライド療法の実態調査．医薬品情報学, **15**(2)：71-77, 2013.

17）洲崎春海：慢性副鼻腔炎．JOHNS, **27**(9)：1535-1544, 2011.

18）清水猛史：耳鼻咽喉科領域におけるマクロライド療法の見直し．日耳鼻会報，**120**(1)：62-63, 2017.

19）松根彰志：合併症　アレルギー性鼻炎と副鼻腔炎との関連について教えてください．JOHNS, **25**(3)：451-453, 2009.

20）Ramadan HH：Surgical Management of Chronic Sinusitis in Children. Laryngoscope, **114**(12)：2103-2109, 2004.
　Summary　小児慢性副鼻腔炎において，6歳以下，喘息がなく，CTで高度の副鼻腔陰影を認めない症例ではアデノイド切除術は有効だが，それ以上であれば内視鏡下副鼻腔手術の併用が必要である．

21）柏木隆志，春名眞一：小児の副鼻腔炎．MB ENT, **237**：16-22, 2019.
　Summary　小児副鼻腔炎は抗菌薬の影響や衛生環境の改善により軽症化してきているが，鼻内にポリープを有する症例や保存的治療に抵抗性，鼻外合併症を生じた急性副鼻腔炎などの外科的な手術が必要となる症例もある．

22）山中　昇：鼻領域：16-19，小児耳鼻咽喉科　第2版．金原出版, 2017.

23）Chang PH, Lee LA, Huang CC, et al：Functional endoscopic sinus surgery in children using a limited approach. Arch Otolaryngol Head Neck Surg, **130**：1033-1036, 2004.

MB ENT, 286：54-60, 2023

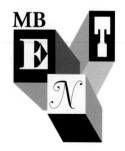

◆特集・アレルギー性鼻炎，慢性副鼻腔炎の薬物療法—適応と効果—

好酸球性副鼻腔炎に対する薬物療法

武田和也*

Abstract 好酸球性副鼻腔炎は Type 2 炎症を伴う慢性副鼻腔炎で，鼻茸の合併，局所の好酸球浸潤などを特徴とする難治性，易再発性の疾患である．治療法として，一般的な副鼻腔炎（非好酸球性副鼻腔炎）でよく用いられるマクロライド少量長期投与の効果は不十分であり，現時点では手術を主軸に，ステロイド局所もしくは全身投与，鼻洗浄などを組み合わせた薬物療法が症状をコントロールするうえで重要となる．その中でもステロイドはもっともエビデンスのある治療薬の一つであり，副作用の観点から長期内服は避けるべきであるが，鼻噴霧用ステロイドによる維持療法，急性増悪に対する短期内服，術中の出血抑制のための術前内服，術後早期の浮腫予防のための術後内服など様々な場面で有効な薬剤である．

Key words 好酸球性副鼻腔炎（ECRS），鼻茸を伴う慢性副鼻腔炎（CRSwNP），経口ステロイド（oral corticosteroid），経鼻ステロイド（nasal corticosteroid），生物学的製剤（biologics）

はじめに

好酸球性副鼻腔炎は慢性副鼻腔炎の Type 2 炎症性エンドタイプの一つであり，多発する鼻茸，血中および組織中好酸球増多，気管支喘息の合併，アスピリン不耐などを特徴とする疾患である．一般的な副鼻腔炎と同じく，まずは保存的加療を行い，それでも改善しない症例には手術の適応となるが，手術加療を行うも高頻度に再発することが問題となっている．症状のコントロールのために局所および全身のステロイド投与，鼻洗浄が推奨されている．重症例では経口ステロイド以外に有効な治療がなく，ステロイドの持続投与が必要となる症例もみられたが，2020 年からは好酸球性副鼻腔炎に対する生物学的製剤である抗 IL-4受容体α抗体による治療が行われるようになり，ステロイド治療の立ち位置は少し変わりつつある．本稿では好酸球性副鼻腔炎に対する薬物療法，特にステロイド治療についてそのエビデンスを述べるとともに実際の薬剤の使い方について解説する．

薬物療法

1．ステロイド

1）ステロイドの特徴

ステロイドは現在，様々な剤型が臨床的に使用されているが，本稿では主に経口ステロイドと経鼻ステロイドについて述べる．ステロイドは主に抗炎症作用や免疫抑制作用などを期待して用いられる．特に，抗炎症作用にかかわるグルココルチコイド作用は細胞膜を通過後，核内レセプターの一つであるグルココルチコイドレセプター（GR）と結合することで惹起される．GR に結合するとこれらの蛋白は構造変化をきたし，ステロイド-GR 複合体として核内に移行する．もっとも知られている機序としては，その複合体が転写因子として働き，ある遺伝子の転写を促進または抑制するものであるが，それ以外にも他の転写因子と結

* Takeda Kazuya, 〒565-0871 大阪府吹田市山田丘 2-2 大阪大学大学院医学系研究科耳鼻咽喉科・頭頸部外科学，助教

表 1. ステロイドの種類と特徴

ステロイドの種類		糖質コルチコイド作用	鉱質コルチコイド作用	血漿消失半減期(時間)	生物学的半減期(時間)	概算同等用量(mg)
短時間作用型	コルチゾン	0.7	1	1.2	8〜12	20
	ヒドロコルチゾン	1	1.6	1.2	8〜12	25
中時間作用型	プレドニゾロン	4	0.8	2.5	12〜36	5
	メチルプレドニゾロン	5	0	2.8	12〜36	4
	トリアムシノロン	5	0	3	24〜48	4
長時間作用型	デキサメタゾン	25	0	3.3	36〜72	0.75
	ベタメタゾン	25	0	3.5	36〜72	0.75

合して，その転写因子の作用自体に介入するなどのルートも存在し，標的となる応答エレメントを有する遺伝子や介入を受ける転写因子が多岐にわたるため，結果として多様な作用および副作用が生じるものと考えられている．ステロイドにはいくつかの種類があり，それぞれ力価や作用時間に違いがある(表1)．ヒドロコルチゾンなどの短時間作用型は鉱質コルチコイド作用があり，主に副腎不全に対する補充療法に用いられる．プレドニゾロンなどの中時間作用型は，鉱質コルチコイド作用が比較的少なく臨床的に一番用いられることが多い．ベタメタゾン，デキサメタゾンなどの長時間作用型には鉱質コルチコイド作用はないものの，副作用の項で後述する副腎抑制のリスクがあり，長期投与には不向きである．

2）ステロイドの副作用

ステロイドの副作用には易感染性，糖尿病，高血圧，消化性潰瘍，骨粗鬆症，満月様顔貌，不眠症，うつ病，白内障，緑内障など様々なものがある．経口ステロイドの長期投与では内因性の副腎皮質ホルモンが抑制される副腎抑制が生じることがある．一般的にはプレドニゾロン換算5 mg以上で3週間以上投与すると副腎不全を引き起こす[1]とされているが，個人差も大きく，それよりも少量であっても起こり得るため注意は必要である．耳鼻咽喉科医にはなじみのあるステロイド薬であるベタメタゾン・d-クロルフェニラミンマレイン酸塩配合錠には，1錠あたりベタメタゾンがプレドニゾロン換算で2.5 mg含まれている．過去には1錠の使用でも長期投与により副腎不全に陥った症例も報告されている．ステロイドの急な

中止は副腎不全症状として，全身倦怠感，血圧低下，微熱，関節痛などの症状を呈し得る．長期投与後の減量・中止の際にはACTH(副腎皮質刺激ホルモン)やコルチゾールの検査を行う．血中コルチゾールは日内変動があるため，早朝空腹時に採血を行い，コルチゾール値が4 μg/dL未満では副腎機能低下を疑う．プレドニゾロン朝1回内服のケースであれば，前日朝の内服は当日の検査に影響を与えないため，休薬などの特別な対応は必要なく，検査当日のみ採血後に服用してもらうだけでよい．ステロイド性骨粗鬆症に伴う骨折リスクとして，「ステロイド性骨粗鬆症の管理と治療ガイドライン」では①65歳以上，②プレドニゾロン7.5 mg/day以上，③脆弱性骨折の既往，④YAM値70%未満が挙げられており，これらの危険因子があり，3か月以上のステロイド投与を検討する場合は第一選択薬としてビスホスホネート製剤であるアレンドロネートやリセドロネートによる薬物療法が推奨されている[2]．高用量かつ長期的な投与による副作用は明らかであるが，低用量であっても合併症，死亡率が上昇することが報告されている[3]．また，比較的安全と考えられる短期投与であっても，繰り返しの投与が必要になる場合は副作用が懸念される．経口ステロイドを投与された約7万人の喘息患者において，年間4回以上投与された患者では年間1〜3回までの患者と比較して，有意に骨粗鬆症，高血圧，肥満，2型糖尿病，白内障，消化管潰瘍のリスクが上昇していた[4]．また，経口ステロイドの頓用使用であっても，骨粗鬆症，高血圧，精神症状，睡眠障害などのリスクが上昇することが報告されてい

る[5]．これらのことからも，慢性副鼻腔炎の急性増悪に対しての使用は年間2回程度の短期使用に留めるべきであるとされている[6]．これからは好酸球性副鼻腔炎の管理において経口ステロイドの使用を減らしていく戦略を考える必要がある．

経鼻ステロイドでは，点鼻タイプは嗅裂への投与を目的として主に嗅覚障害に対する治療に用いられる．効果は高いものの，一定量を嚥下してしまうことから，経口ステロイドと同様に副腎抑制のリスクがあり，1～2か月程度の使用で約7割の患者においてコルチゾール，ACTHの低下が起こったという報告もある[7]．鼻噴霧ステロイドは全身への影響は乏しく安全性は高いので維持療法としてよく用いられている．しかし，稀ではあるが鼻出血や鼻中隔潰瘍の原因となることが知られており注意は必要である．

3）初期治療・保存的治療としてのステロイド

経鼻ステロイドは，欧州鼻科学会のposition paperにおいて慢性副鼻腔炎に対する保存的治療として推奨されている[6]．ポリープの縮小効果，術後の再発予防，患者QOLの改善など多くの有効性に関する報告がある．目立った副作用もなく，長期間の使用も全身への影響は乏しいため，術前は勿論，術後に至るまで必ず使用するようにしている．経口ステロイドは鼻茸を伴う慢性副鼻腔炎に対して短期間の使用により速やかなポリープの縮小と嗅覚を含む鼻症状の改善効果が得られることが知られている．そのため，ウイルス感染などを契機にした急性増悪時には短期間の投与は有用である．その投与量と期間について一定の見解はないが，筆者らはプレドニゾロン20 mgを1～2週間程度投与している．コントロール不良例には有効な選択肢ではあるものの，短期経口ステロイドの効果は一時的であることが多く，中止後3か月で元の状態に戻るといわれている[8]．症状維持のために継続投与や頻回投与が必要となる場合は副作用の観点からその他の治療を考慮すべきである．

4）周術期のステロイド

術前の経口ステロイドの使用についてはまだ十分なエビデンスは得られていないが，術前に投与することで，術野の改善，出血量の減少，手術時間の短縮が得られることが知られている[9]．術後の再発や自覚症状には影響しないとの報告もあるが，術中の副損傷を回避しつつ徹底的な単洞化手術を行うという目的に使用することは有用と考える．しかし，ステロイドを術前に使用することで，手術時の病理検体による好酸球性副鼻腔炎の正確な評価，診断ができなくなる可能性があることには注意が必要である．

手術時の工夫として，パッキング材にステロイドを添加することで，術後のCTや内視鏡所見を有意に改善させるとの報告がある．また，再発しやすい嗅裂の処理について，ゼラチンスポンジを嗅裂に挿入しトリアムシノロンを注射することで，癒着や瘢痕形成を予防しつつ，ステロイドを局所にとどまらせる方法も有用である[10]．嗅裂に挿入する際は中鼻甲介の外方偏位に注意しながら，篩骨洞側のパッキング材で中鼻甲介の位置調整を行うのがよい．このようなパッキング材へのステロイド添加による明らかな副作用は報告されておらず，Adriaensenらは術後15日時点ではほぼすべての患者において尿中コルチゾール値は正常範囲であったことを報告しており[11]，比較的安全と考えられる．

術後の経口ステロイド投与についても術前投与と同じように，患者QOLには差がないという意見が散見される[12]．しかし，短期的な副鼻腔粘膜の腫脹を改善させる効果はあり[9]，術後処置を容易にするというメリットも考慮し，筆者らは気管支喘息・アスピリン不耐合併などの重症例に対して術後にプレドニゾロン20 mgを2週間程度使用するようにしている．また，好酸球性副鼻腔炎にもいくつかのエンドタイプがあるため，喘息合併例に絞ると再発の減少にかかわるという報告もあり，より細分化したサブグループでは有効である可能性がある．今後も，さらなる検討が必要と考

えられる.

5）術後管理のステロイド薬

ESS（内視鏡下副鼻腔手術）により副鼻腔の単洞化を行うことで，副鼻腔への局所ステロイドのドラッグデリバリーは良好になる．そのため，術後の経鼻ステロイドはポリープの再発抑制を期待して用いられる．とはいえ，鼻噴霧用ステロイドは一般的には下鼻甲介など主に鼻腔前方に分布するため，単洞化術後においても十分に効率的とはいえず，ステロイドの局所投与については様々な工夫が報告されている．術後に限定したものではないが，吸入ステロイドを経鼻呼出する方法が提唱されている[13]．そうすることで，鼻腔後方から嗅裂を含め鼻腔全体に行き渡るとされている．また，術後に鼻洗浄を行っている場合が多いと思われるが，その中に局所ステロイドを混ぜる方法も提唱されており，その有用性が報告されている[14]．筆者は過去の報告[15]を参考にし，コントロール不十分な症例に対して1日の最後の鼻洗浄の際に洗浄液100 mLの中に0.1％ベタメタゾンリン酸エステルナトリウム点眼・点耳・点鼻液を10滴加え，鼻洗浄を行っている．過去の報告では明らかな有害事象は生じていないが，点鼻ステロイドと同じく一部は飲み込んでしまうことが予想され，現状では2～3か月に留めて使用している．

2．生物学的製剤

詳細は他稿に譲るが，生物学的製剤とは，遺伝子組換え技術や細胞培養技術などのいわゆるバイオテクノロジーを用いて製造された製剤の総称であり，バイオ製剤とも呼ばれ，抗体製剤もこれに含まれる．特定の分子を標的とした治療のために使われるため，分子標的薬とも呼ばれる．アレルギー疾患については Type 2 炎症に関する分子を標的とする製剤が主に用いられている．現在，本邦では好酸球性副鼻腔炎に対する抗 IL-4 受容体 α抗体（デュピルマブ）が保険適用となっている．これまで難治性の好酸球性副鼻腔炎症例には経口ステロイド以外に有効な手立てがなく，ステロイドの長期投与，頻回投与が必要となる症例が少な

からず存在したが，2020年からは好酸球性副鼻腔炎に対する生物学的製剤である抗 IL-4 受容体 α 抗体治療が行われるようになり，そのような症例はステロイド持続投与から生物学的製剤治療へとシフトしつつある．EPOS2020 においても，生物学的製剤を考慮する基準の一つとしてステロイド依存性（年2回以上の短期ステロイド投与や3か月以上の長期ステロイド投与が必要になる症例）を挙げている[6]．また，デュピルマブ以外に，抗 IgE 抗体（オマリズマブ），抗 IL-5 抗体（メポリズマブ）が2021年米 FDA において鼻茸を伴う慢性副鼻腔炎に対する適応が追加承認されている．さらに，抗 IL-5 受容体抗体（ベンラリズマブ）についても2つ目の第Ⅲ相試験が進行中であり，その効果が期待されている．次の標的としては，Type 2 炎症の上流に位置する上皮細胞由来のサイトカインをターゲットにした治療がすすめられている．抗 TSLP 抗体（テゼペルマブ）はすでに難治性喘息患者を対象とした第Ⅲ相試験が終了し，好酸球性エンドタイプでない患者を含め広汎な患者に有効であったことが示され，2022年9月には本邦でも重症難治性の気管支喘息に対する治療薬として承認された．好酸球性副鼻腔炎治療においても有望視されている薬の一つである．

生物学的製剤の有効性が報告される一方，薬の適切な選択，使用期間など十分に定まったものはなく，今後の生物学的製剤の発展に伴い日々知識のアップデートが必要である．

3．マクロライド療法

もともと14員環マクロライドの少量長期投与はびまん性汎細気管支炎の治療として報告され，その後，慢性副鼻腔炎に対しても有効であることがわかり広く用いられるようになった．抗菌作用以外にムチン産生など気道分泌抑制，バイオフィルム形成抑制，免疫修飾などの効果が報告されている[16]．一般的には好中球炎症を中心とする非好酸球性副鼻腔炎がよい適応であり，好酸球性副鼻腔炎には無効であると考えられているが，最近では重症の Type 2 型慢性副鼻腔炎では好中球浸潤

を伴っていること[17]，特にアジアではType 2型副鼻腔炎の約半数にType 1/Type 3炎症が合併していることが報告されており[18]，ステロイドやType 2炎症性生物学的製剤の有効性が乏しい症例が存在することが示唆されている．そのような症例に対するマクロライド療法の効果が再評価を得ている[19]．こうした背景を踏まえ，賛否両論あるかもしれないが，筆者は好酸球性副鼻腔炎の場合でも，Type 1/Type 3炎症の合併を考慮して，通常の慢性副鼻腔炎と同じようにまずはマクロライド療法を2～3か月を目処に行うようにしている．また，術後についても，明らかなポリープの再発はないものの，浮腫や膿汁を伴う症例は意外に多く，それらはType 1やType 3炎症が関与していることが報告されており[20]，アレルギー性ムチン・嗅裂ポリープといった典型的なType 2炎症の再燃ではないが，鼻内に炎症所見を伴っている場合にはマクロライド療法も選択肢になると考えられる．

4．ロイコトリエン受容体拮抗薬

ロイコトリエン受容体拮抗薬はアレルギー性鼻炎，気管支喘息に適応をもつ薬剤である．システイニルロイコトリエンは炎症性メディエーターの一種で，主に好酸球と肥満細胞により合成される．粘液の産生や血管透過性亢進に伴う粘膜浮腫を引き起こし，さらには好中球・好酸球の遊走や活性化を促進することが知られている．そのため，機序を考慮すれば好酸球性副鼻腔炎にも有効であると考えられる．EPOS2020[6]では，十分なエビデンスがないため，鼻噴霧用ステロイドへのロイコトリエン拮抗薬の上乗せは推奨していないが，小規模のランダム化比較試験では頭痛，嗅覚障害，くしゃみ，および全体的な自覚症状を有意に改善させたとの報告[21]もある．何より気管支喘息の治療薬でもあり，気管支喘息合併例で，鼻噴霧用ステロイドのみでコントロール不十分である症例には積極的に処方を行っている．

5．抗ヒスタミン薬

ヒスタミンは肥満細胞や好塩基球の脱顆粒によって生じるメディエーターの一種であり，鼻内では腺分泌促進，血管透過性亢進などの症状にかかわる．慢性副鼻腔炎とⅠ型アレルギーについては未だ不明な点も多くみられるが，CRSwNP患者では吸入抗原に対するアレルギーが多いことも知られており，局所IgEと肥満細胞・好塩基球の脱顆粒が多少の差こそあれCRSwNPの病態に関与していることが推測される[22]．近年では好酸球性副鼻腔炎と同じくType 2炎症性副鼻腔炎に分類されるcentral compartment atopic disease（CCAD）やアレルギー性真菌性鼻副鼻腔炎（AFRS）がⅠ型アレルギーの関与の強いエンドタイプとして捉えられている．抗ヒスタミン薬の定期使用の効果に関する根拠は未だ十分ではないが，CRSwNP患者45例を対象とした二重盲検試験で，セチリジンを3か月投与した群においてポリープスコアの改善はないものの，鼻汁・くしゃみの症状を有意に減少させたとの報告[23]もあり，アレルギー性鼻炎合併患者においては鼻汁・くしゃみ症状が残る場合に，抗ヒスタミン薬のアドオンは有効であると考えている．

6．鼻洗浄

薬剤療法という点ではやや趣旨が異なるかもしれないが，鼻洗浄も好酸球性副鼻腔炎のコントロールに有用である．特に，副鼻腔の術後には鼻副鼻腔粘膜を正常な状態に保ち，鼻内に貯まった炎症性物質を含む分泌物を除去することを目的に行われる．これまでの報告にて色々な薬剤の添加が試みられているが一定の見解は得られていないものの，鼻洗浄の有効性に関する報告は多数みられる．筆者は40～42℃程度の生理食塩水で洗浄を行っている．粘膜浮腫が残る症例などでは，前述の通り，局所ステロイドを混ぜて鼻洗浄を行ってもらっている．

最後に

当科における好酸球性副鼻腔炎に対する治療方針を図1に示す．好酸球性副鼻腔炎に対する薬物治療は生物学的製剤の登場により一変した．しか

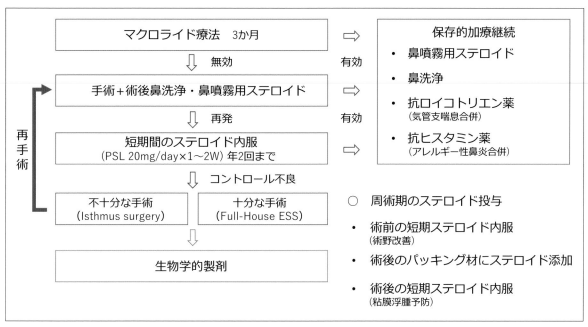

図 1. 好酸球性副鼻腔炎に対する治療方針

し，非常に高額な薬剤であるため，まずは手術加療が第一選択であるという立場に変わりはない．しかし，手術加療は決して根治を目指したものではなく，あくまで自覚症状の改善とそのコントロールを目的に行われる．手術に加え，薬物療法をうまく組み合わせていくことでよい状態を維持することが好酸球性副鼻腔炎治療のゴールである．ステロイドは生物学的製剤が登場してもなお活用できる機会は多い．その一方で，乱用すると患者に合併症を生じさせてしまう危険性もあるため，適切な使用が求められる．本稿がその一助になれば幸いである．

文　献

1) Schlaghecke R, Kornely E, Santen RT, et al：The effect of long-term glucocorticoid therapy on pituitary-adrenal responses to exogenous corticotropin-releasing hormone. N Engl J Med, **326**(4)：226-230, 1992.

2) Suzuki Y, Nawata H, Soen S, et al：Guidelines on the management and treatment of glucocorticoid-induced osteoporosis of the Japanese Society for Bone and Mineral Research：2014 update. J Bone Miner Metab, **32**(4)：337-350, 2014.

3) Skov IR, Madsen H, Henriksen DP, et al：Low-dose oral corticosteroids in asthma associates with increased morbidity and mortality. Eur Respir J, **60**(3)：2103054, 2022.

4) Sullivan PW, Ghushchyan VH, Globe G, et al：Oral corticosteroid exposure and adverse effects in asthmatic patients. J Allergy Clin Immunol, **141**(1)：110-116. e7, 2018.
Summary 内服ステロイドによる有害事象について調査した論文．データベースを用いて，米国の成人喘息患者 22 万 8436 人を後ろ向きに解析．内服ステロイドが処方された回数を年 1～3 回と 4 回以上に分けて解析したところ，年間 4 回以上の投与を受けた群では副作用のリスクが有意に高かった．

5) Ekström M, Nwaru BI, Hasvold P, et al：Oral corticosteroid use, morbidity and mortality in asthma：A nationwide prospective cohort study in Sweden. Allergy, **74**(11)：2181-2190, 2019.

6) Fokkens WJ, Lund VJ, Hopkins C, et al：European Position Paper on Rhinosinusitis and Nasal Polyps 2020. Rhinology, **58**(Suppl S29)：1-464, 2020.
Summary 欧州鼻科学会による，国際的な専門家によって策定された鼻副鼻腔炎に関するガイドライン EPOS の 2020 年度版．エビデンスに基づいた分類，治療方針などが詳細に記載されている．

7) Kobayashi M, Imanishi Y, Ishikawa M, et al：

Safety and usefulness of the long-term intranasal topical treatment with steroids for olfactory dysfunction. Nihon Jibiinkoka Gakkai Kaiho, **108**(10)：986-995, 2005.

8）Van Zele T, Gevaert P, Holtappels G, et al：Oral steroids and doxycycline：two different approaches to treat nasal polyps. J Allergy Clin Immunol, **125**(5)：1069-1076. e4, 2010.

Summary 鼻茸を伴う慢性副鼻腔炎患者に対するメチルプレドニゾロンおよびドキシサイクリンの治療効果に関する二重盲検試験. メチルプレドニゾロンを 32 mg/day より 20 日間の漸減投与を行ったところ，早期に症状を有意に改善させたが，約 3 か月でベースラインに戻ることを報告している.

9）Pundir V, Pundir J, Lancaster G, et al：Role of corticosteroids in Functional Endoscopic Sinus Surgery--a systematic review and meta-analysis. Rhinology, **54**(1)：3-19, 2016.

10）Bardaranfar MH, Ranjbar Z, Dadgarnia MH, et al：The effect of an absorbable gelatin dressing impregnated with triamcinolone within the olfactory cleft on polypoid rhinosinusitis smell disorders. Am J Rhinol Allergy, **28**(2)：172-175, 2014.

11）Adriaensen G, Lim KH, Fokkens WJ：Safety and efficacy of a bioabsorbable fluticasone propionate-eluting sinus dressing in postoperative management of endoscopic sinus surgery：a randomized clinical trial. Int Forum Allergy Rhinol, **7**(8)：813-820, 2017.

12）Arancibia C, Langdon C, Mullol J, et al：Lack of additive benefit of oral steroids on short-term postoperative outcomes in nasal polyposis. Laryngoscope, **130**(12)：2742-2747, 2020.

13）Kobayashi Y, Yasuba H, Asako M, et al：HFA-BDP Metered-Dose Inhaler Exhaled Through the Nose Improves Eosinophilic Chronic Rhinosinusitis With Bronchial Asthma：A Blinded, Placebo-Controlled Study. Front Immunol, **9**：2192, 2018.

14）Grayson JW, Harvey RJ：Topical corticosteroid irrigations in chronic rhinosinusitis. Int Forum Allergy Rhinol, **9**(S1)：S9-S15, 2019.

15）Snidvongs K, Pratt E, Chin D, et al：Corticosteroid nasal irrigations after endoscopic sinus surgery in the management of chronic rhinosinusitis. Int Forum Allergy Rhinol, **2**(5)：415-421, 2012.

16）Tamaoki J, Isono K, Sakai N, et al：Erythromycin inhibits Cl secretion across canine tracheal epithelial cells. Eur Respir J, **5**(2)：234-238, 1992.

17）Delemarre T, Holtappels G, De Ruyck N, et al：A substantial neutrophilic inflammation as regular part of severe type 2 chronic rhinosinusitis with nasal polyps. J Allergy Clin Immunol, **147**(1)：179-188. e2, 2021.

18）Yao Y, Zeng M, Liu Z：Revisiting Asian chronic rhinosinusitis in the era of type 2 biologics. Clin Exp Allergy, **52**(2)：231-243, 2022.

19）Cavada MN, Grayson JW, Sacks R：What is the evidence for macrolide therapy in chronic rhinosinusitis? Curr Opin Otolaryngol Head Neck Surg, **28**(1)：6-10, 2020.

20）Stein E, Schneider AL, Harmon R, et al：Persistent discharge or edema after endoscopic sinus surgery in patients with chronic rhinosinusitis is associated with a type 1 or 3 endotype. Int Forum Allergy Rhinol, **13**(1)：15-24, 2023.

21）Suri A, Gupta R, Gupta N, et al：Montelukast as an adjunct to treatment of chronic rhinosinusitis with polyposis：A prospective randomized controlled trial. JK Science, **17**：92-95, 2015.

22）Schneider AL, Schleimer RP, Tan BK：Targetable pathogenic mechanisms in nasal polyposis. Int Forum Allergy Rhinol, **11**(8)：1220-1234, 2021.

23）Haye R, Aanesen JP, Burtin B, et al：The effect of cetirizine on symptoms and signs of nasal polyposis. J Laryngol Otol, **112**(11)：1042-1046, 1998.

MB ENT, 286：61-69, 2023

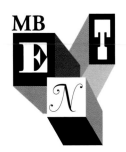

◆特集・アレルギー性鼻炎，慢性副鼻腔炎の薬物療法─適応と効果─

好酸球性副鼻腔炎に対する生物学的製剤の現状と将来

高林哲司*

Abstract 好酸球性副鼻腔炎(eosinophilic chronic rhinosinusitis：ECRS)は鼻・副鼻腔粘膜のアレルギー炎症によって生じる疾患で慢性の細菌感染を主体とした，いわゆる蓄膿症とは大きく異なる．マクロライド系抗菌薬の投与や内視鏡下鼻副鼻腔手術の開発は慢性副鼻腔炎治療のゲームチェンジャーとなったが ECRS はこれらの治療に抵抗性で再発率も高い．鼻・副鼻腔粘膜に著しい好酸球浸潤を認めることが命名の由来であるが鼻粘膜上皮を起点とした 2 型炎症が病態の中心であることがわかってきた．ステロイドは炎症を広範囲に抑制する薬剤として本疾患に対して有効であるが，様々な副反応のリスクがある．バイオテクノロジーの進歩によってピンポイントで炎症のシグナルをブロックできる生物学的製剤が開発され 2 型炎症性疾患に対して高い治療効果を発揮している．本稿では ECRS に対して現在使用されている，または今後適応拡大が期待される生物学的製剤に関して作用機序，そして実際の使用法や注意点などについて概説する．

Key words 好酸球性副鼻腔炎(eosinophilic chronic rhinosinusitis：ECRS)，鼻茸(nasal polyp)，生物学的製剤(biologic drug)，2 型炎症(Type 2 inflammation)

はじめに

古くから蓄膿症として一般にもよく知られている慢性副鼻腔炎は，鼻・副鼻腔粘膜の好中球浸潤を主体とした感染性の慢性炎症性疾患である．手術を中心とした治療法の工夫が古くからなされ，1990 年代になって普及したマクロライド系抗菌薬の少量長期投与と内視鏡下鼻副鼻腔手術は慢性副鼻腔炎治療のゲームチェンジャーとなり，治療成績は飛躍的に向上した[1]．ところが，これらの治療法に抵抗性の症例が散見されるようになり，鼻・副鼻腔粘膜に著しい好酸球浸潤を認めることから 2001 年に好酸球性副鼻腔炎(eosinophilic chronic rhinosinusitis：ECRS)という概念が提唱された[2]．その後，本邦で行われた JESREC study によって，2015 年に ECRS の診断基準および重症度分類が確立され広く用いられるようになった[3]．診断基準が確立したことによってそれまで混沌としていた慢性副鼻腔炎の病態の理解が整理されるきっかけになった．

慢性副鼻腔炎は伝統的に鼻茸の有無による病態の分類が主流であり，人種や地域差もあったことから世界共通の病態の理解が長らく滞っていた稀有な疾患である．実際日本人の慢性副鼻腔炎のほとんどが好中球性炎症で，鼻茸を伴う慢性副鼻腔炎のほとんどが好酸球性炎症の欧米型との違いが報告されている[4]．本邦から ECRS という概念が提唱され，診断基準ができたことを契機に炎症のタイプ(エンドタイプ)に関する報告が相次ぎ，慢性副鼻腔炎は鼻茸の有無(フェノタイプ)による分類からエンドタイプ分類による疾患の理解へと大きく舵が切られたことはアナログからデジタルへの変化と同等のインパクトがあった．

ECRS のエンドタイプは IL-4，IL-5，IL-13 な

---

* Takabayashi Tetsuji, 〒 910-1193 福井県吉田郡永平寺町松岡下合月 23-3 福井大学医学部耳鼻咽喉科・頭頸部外科学, 講師

どの2型サイトカインによる2型炎症が主体である．難治・易再発性の鼻茸，嗅覚障害やしばしば合併する喘息，好酸球性中耳炎も2型炎症の結果生じており，中でも非ステロイド性抗炎症薬（NSAID）悪化呼吸器疾患（NERD）の症例は高度の2型炎症を呈し治療が難しい[5]．手術による局所治療では制御困難な場合はステロイドの全身投与が行われるが長期投与による副反応のリスクを伴うことから，病態形成にかかわる分子をピンポイントでブロックできる治療薬が望まれる．近年，遺伝子工学の進歩によって生物学的製剤である抗体製剤の発展は目覚ましく，免疫疾患，神経疾患，悪性腫瘍など幅広い分野で高い治療効果を発揮している．また，生物学的製剤は高分子蛋白であることから，従来の化学合成で作られた低分子化合物の薬剤でみられる細胞内移行による標的分子以外への作用や他の薬剤との相互作用が少ないといわれている．

マクロライド系抗菌薬や内視鏡下鼻副鼻腔手術がそうであったように生物学的製剤の登場はECRS治療のゲームチェンジャーとして期待される．今後，適応薬剤も増えてくることが予想されるが期待した治療効果を得るために個々の病態を理解して，使用する薬剤が病態のどの部分をターゲットにしているのかを理解したうえでの正しい使用が望まれる．

ECRSの病態（図1）

ECRSの主な治療標的である鼻茸（副鼻腔では病的粘膜），嗅覚障害，粘稠性鼻汁は鼻・副鼻腔粘膜の強い2型炎症の結果生じる．病態を理解するうえで2型炎症の形成と2型サイトカインによる病変形成に分けて考えると治療法の選択も整理しやすい．

2型炎症の形成はプロテアーゼ（細菌，ウイルス，カビ，花粉などに含まれる）刺激によって，鼻・副鼻腔粘膜上皮細胞から上皮系サイトカインthymic stromal lymphopoietin（TSLP），IL-33，IL-25が放出され，これらが2型ヘルパーT細胞

（Th2細胞），2型自然リンパ球（Group 2 innate lymphoid cell：ILC2），肥満細胞に作用し，大量の2型サイトカイン IL-4，IL-5，IL-13が産生される経路が知られている．これらの経路は同じ気道の2型炎症性疾患である気管支喘息と病態を共有する部分でもある．特に，ILC2は抗原認識を介さずに活性化され，多量に2型サイトカインを放出することによってアレルギー炎症を誘導する自然免疫細胞として注目されている[6]．また，Ⅰ型アレルギー反応の主役である肥満細胞も気道上皮細胞との相互作用によって2型炎症への関与が報告されている[7]．

鼻茸や，副鼻腔の病的粘膜はECRSにおける主な治療ターゲットであるが気管支喘息において下気道に同様の病変を認めることはなく，鼻・副鼻腔独自の病態メカニズムを理解することが治療を行ううえでも重要である．鼻茸と副鼻腔の病的粘膜はともに過度の浮腫性病変であり，浮腫が遷延化することによって形成される．浮腫が遷延するのは炎症によって末梢血管から漏出した血漿タンパクが粘膜内に形成されたフィブリン網によってゲル化しているためであり，実際ECRSの鼻茸のフィブリン網を分解することによって鼻茸は著しく縮小する[8]．自然免疫による2型炎症は本来寄生虫の排除を目的とした炎症であり，寄生虫感染の際にも，おそらくその動きを封じる目的に形成されたフィブリン網が認められることは非常に興味深い[9]．

フィブリン網の形成は血管損傷の際の止血機構としての働きがよく知られているが，創傷治癒過程の初期にも形成され，組織の炎症や損傷の治癒に重要な役割を果たしている．フィブリン網は凝固系カスケードによって形成され，線溶系によって速やかに分解されることで生体の恒常性が維持され，これらの制御異常はフィブリン網の沈着によって様々な疾患の原因になる．寄生虫感染による2型炎症がフィブリン網を形成させるようにECRSにおいても鼻・副鼻腔粘膜における凝固・線溶系の制御異常が過剰なフィブリン網を形成さ

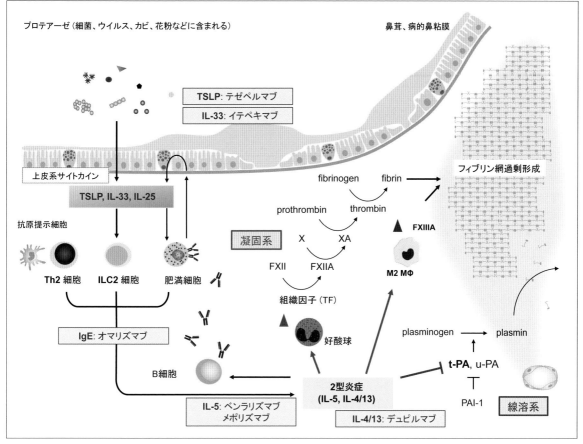

図 1. 好酸球性副鼻腔炎における 2 型炎症の誘導と鼻茸形成

外因性のプロテアーゼの刺激によって鼻粘膜上皮から上皮系サイトカインが放出され，Th2 細胞，ILC2 細胞，肥満細胞から 2 型サイトカイン（IL-4，IL-5，IL-13）が産生される．IL-5 は好酸球の活性化を誘導し，好酸球は TF によって凝固系を亢進させる．IL-4，IL-13 存在下では M2 マクロファージが優位になり M2 マクロファージが発現する FXIIIA は凝固系の最終段階でフィブリン網を強固にする．IL-4，IL-13 は鼻粘膜の t-PA 産生を抑制することで線溶系をブロックする．2 型炎症の環境下では凝固系が亢進し，線溶系が抑制されることで過剰なフィブリン網が形成され難治性の鼻茸の成因となると考えている．デュピルマブの鼻茸縮小効果は IL-4，IL-13 をブロックすることで鼻粘膜から t-PA 産生され線溶系の賦活によるフィブリン網の分解，さらに M2 マクロファージ抑制による凝固系抑制効果が関与していると考えられる．

TF：tissue factor，FXIIIA：凝固因子XIII-A，t-PA：組織型プラスミノーゲンアクチベータ：tissue plasminogen activator，MΦ：マクロファージ

せる．2 型炎症による凝固系亢進機構として，好酸球と M2 マクロファージの関与がある．好酸球は 2 型サイトカイン IL-5 によって誘導，活性化され凝固系の起点となる組織因子（tissue factor：TF）を発現する[10]．また，2 型サイトカイン IL-4，IL-13 の存在下で優位となる M2 マクロファージが鼻茸組織において増加し，凝固系の最終段階でフィブリンの架橋を強固にする FXIIIA を発現する[11]．一方，2 型サイトカイン IL-4，IL-13 によって鼻粘膜上皮の組織型プラスミノーゲンアクチ

ベータ（t-PA）がブロックされ，線溶系が抑制される[12]．つまり，鼻・副鼻腔の 2 型炎症が凝固系を亢進させ線溶系を抑制することで過度なフィブリン網が蓄積し鼻茸形成，難治化に関与していると考えられる．

2 型サイトカインの抑制が ECRS の嗅覚障害に著効することが報告されているが，嗅覚改善のメカニズムに関してはまだよくわかっておらずマウスモデルで未熟な嗅覚神経細胞の減少が報告されており今後の研究に期待される．

ECRS の病態からみた治療標的（図1）

ECRS の治療標的は鼻・副鼻腔粘膜の2型炎症と2型炎症の結果生じた鼻茸制御に分けられる．手術による鼻茸を含めた病的鼻粘膜の除去と副鼻腔の単洞化は後者にあたり，今回は生物学的製剤を用いた2型炎症の制御について解説したい．

様々な生物学的製剤の開発，臨床研究が国内外で盛んに行われており ECRS に対しても治療効果が期待できる．現在，本邦において ECRS を含めた重症の鼻茸を伴う慢性副鼻腔炎に適応がある生物学的製剤はデュピルマブ（デュピクセント®）のみである．IL-4 と IL-13 の受容体は IL-4 受容体 α サブユニットを共通してもっており，IL-4 受容体 α サブユニットに対する完全ヒト化モノクローナル抗体の本剤は，IL-4 と IL-13 両方のシグナルを抑制することができる．一般的に IL-4 は，Th2 細胞の分化，増殖に関与し，IL-13 は杯細胞の過形成による粘液の過剰産生，コラーゲンの沈着を促す．また，共通の作用としては B 細胞のアイソタイプスイッチによる IgE 産生，肥満細胞，好塩基細胞の脱顆粒，好酸球の遊走，上皮バリア機能障害などが知られている．鼻茸を伴う慢性副鼻腔炎を対象にデュピルマブの効果を検証した2つの国際共同第Ⅲ層試験（SINUS-24/SINUS-52）が行われ，SINUS-52 試験には日本人の患者49人が参加している．これらの試験においてデュピルマブ投与によって投与後早期に鼻茸スコアの著明な改善を認め，嗅覚障害を含めた症状スコアの改善，また Lund-Mackay CT スコアにおいても実薬投与群において副鼻腔陰影の改善を認めた．重大な副反応もみられなかったことから鼻茸を伴う慢性副鼻腔炎に対するデュピルマブの非常に高い治療効果が示されている[13]．また，日本人のみを対象にして行った解析でもほぼ同等の結果が得られている[14]．

ECRS に対するデュピルマブの作用機序（図1）

実臨床においてもデュピルマブは鼻茸を縮小させ，副鼻腔の病的鼻粘膜の改善効果も高い．IL-4 と IL-13 のシグナルは Th2 細胞，B 細胞，杯細胞，好酸球，上皮のバリア機能などに関与するがデュピルマブの鼻茸縮小効果メカニズムの詳細は今のところ不明である．しかし，鼻・副鼻腔粘膜の凝固・線溶系の制御異常という点から考えるとデュピルマブの作用機序は理解しやすいかもしれない．前述のように IL-4，IL-13 は鼻粘膜上皮の t-PA を著しく抑制することで線溶系にブレーキをかける．また，M2 マクロファージへの分化を誘導することから FXⅢA の発現によって凝固系への作用も相まって過剰なフィブリン網が鼻・副鼻腔粘膜に沈着する．デュピルマブは IL-4，IL-13 をブロックすることで抑制されていた t-PA 産生を回復させ，M2 マクロファージの FXⅢA による凝固系への関与をキャンセルし凝固・線溶系を正常化させフィブリン網を分解することで，強い鼻茸縮小効果を発揮しているのではないだろうか．

ECRS に対するデュピルマブ治療の実際

1．投与基準

デュピルマブは ECRS に対して非常に高い治療効果を発揮し患者の満足度も高い．しかし，他の薬剤と同様にアレルギー炎症を根治するものではなく長期投与が原則であり，高額な薬価も問題である．そのため，使用にあたっていくつかの条件があり適応基準を理解し正しく使用しなければならない．

デュピルマブの投与には投与する側と投与される患者側の両方に基準が定められている．まず，施設基準として投与開始時に治療責任医師は医師免許取得後2年の初期研修を修了した後に，4年以上の耳鼻咽喉科診療の臨床研修を行っており，鼻茸を伴う慢性副鼻腔炎の病態，経過と予後，診断，治療を熟知している必要がある．また，投与開始から24週の時点で継続投与の可否を判断するのは耳鼻咽喉科の医師以外でも可能であるが詳細に関しては表1に記す．患者の基準としては①慢性副鼻腔炎の確定診断がなされている．②「鼻

表 1. デュピルマブ（デュピクセント®）使用に関する施設基準（医師要件）

投与開始時	投与継続時（24 週時まで）
ア．医師免許取得後 2 年の初期研修を修了した後に，4 年以上の耳鼻咽喉科診療の臨床研修を行っている．	ア．医師免許取得後 2 年の初期研修を修了した後に，4 年以上の耳鼻咽喉科診療の臨床研修を行っている． イ．医師免許取得後 2 年の初期研修を終了した後に，4 年以上の臨床経験を有し，そのうち 3 年以上は鼻茸を伴う慢性副鼻腔炎を含むアレルギー診療の臨床研修を行っている．
	＊医師イの場合，医師アを満たす医師が配置されている施設と連携して本剤の効果判定を行う．

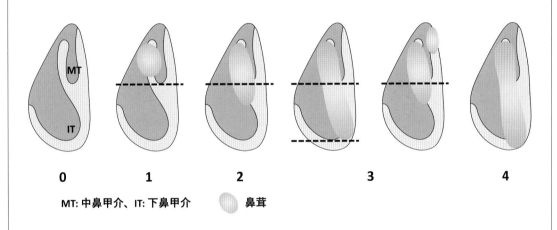

デュピルマブ:（デュピクセント®）投与のための鼻茸スコア

スコア	内視鏡所見
0	鼻茸なし
1	鼻茸を中鼻道に認めるが、中鼻甲介下縁を超えていない
2	鼻茸が中鼻甲介下縁を超えている
3	鼻茸が下鼻甲介下縁に達している、または中鼻甲介下縁を超える鼻茸に加えて嗅裂にも鼻茸を認める
4	鼻茸が鼻底に達しており鼻腔が閉塞している

＊各鼻腔とも2点以上かつ両側の合計が5点以上

0　　1　　2　　3　　4

MT: 中鼻甲介、IT: 下鼻甲介　　　　鼻茸

鼻閉重症度スコア

スコア	症状
0	症状なし
1	軽症（症状があり、わずかに認識できるが容易に耐えられる）
2	中等症（明らかに症状があり煩わしいが、許容できる）
3	重症（症状が耐えがたく、日常生活の妨げとなる）

＊症状が8週以上持続していること

図 2. デュピルマブ（デュピクセント®）投与のための鼻茸スコアと鼻閉重症度スコア
鼻茸スコアが各鼻腔 2 点以上，合計 5 点以上で，鼻閉重症度スコアが 2（中等度）以上で嗅覚障害，鼻汁の症状が 8 週間以上持続していること

茸を伴う慢性副鼻腔炎に対して，手術による治療歴がある」または「既存の治療を行ってもコントロール不十分であって，鼻茸を伴う慢性副鼻腔炎に対する手術が適応にならない」．③ 既存の治療によっても次のすべての条件を満たす．A：内視鏡検査による鼻茸スコアが各鼻腔とも 2 点以上かつ両側の合計が 5 点以上（図 2 上）．B：鼻閉重症度スコアが 2（中等度）以上で嗅覚障害，鼻汁の症状がある（8 週間以上持続していること）（図 2 下）．この中で特に鼻茸スコアに注意が必要である．一

般的に用いられている鼻茸スコアとは異なっておりスコア3に関してデュピルマブ独自のものとなっている．また，条件を満たせば非好酸球性副鼻腔炎に対しても投与が可能であるが，これはデュピルマブを用いた SINUS-52 試験のデータを JESREC study の重症度分類に従って解析したところ，非好酸球性副鼻腔炎を含め，鼻茸スコアが5点以上あれば ECRS の重症度に限らず奏効したというデータによるものである[15]．ECRS は重症度が高いものほど2型炎症が優位であることが知られているが，2型サイトカイン IL-4，IL-13 をターゲットにしたデュピルマブが非好酸球性副鼻腔炎に対しても治療効果を発揮することは，病態を考えるうえでも非常に興味深い．

2．実際の使用と注意点

デュピルマブの投与は成人に対して1回300 mg を2週間隔で皮下投与し，症状が安定したのちに4週に1回の投与に減量することができる．デュピルマブは IL-4，IL-13 を効果的に抑制できるが2型炎症を根治させる薬剤ではないため長期投与が必要である．投与開始から24週の時点で投与の継続が必要と判断した場合，その後どの程度続けるのかに関しては主治医の判断に委ねられている．SINUS-24 試験のデータでは24週で投与終了後早期に鼻茸スコアの再増加と，鼻閉，嗅覚スコアの悪化が認められている[13]．SINUS-52 試験の1年間の投与終了後のデータは公開されていないが，筆者らが本試験で担当した症例で52週の投与終了後，早期に鼻茸の再増大をきたした症例を経験している．数年にわたる長期投与や投与終了時期に関するデータはまだ報告されていないが，効果が認められるのであれば少なくとも1年以上は投与を継続することが望ましい．生物学的製剤は分子量が大きく，抗製剤抗体が産生されるリスクがある．デュピルマブは抗原性が少ないとされる完全ヒト化モノクローナル抗体であるが，投与の中断と再開の繰り返しが抗体を産生させ薬効を減弱化させるリスクは否定できない．また慢性副鼻腔炎，特に ECRS において鼻・副鼻腔粘膜の生理機能は著しく損なわれており，正常化にかなり時間を要する．これらのことから投与の安易な中断は避けるべきであり，将来的に投与間隔，投与中断の指標となるような鼻・副鼻腔粘膜の生理機能を正確に反映するバイオマーカーの臨床応用が期待される．

頻度は高くないが稀にデュピルマブの治療効果が認められない症例，または投与初期には奏効したものの1年以上の経過で治療を継続しているにもかかわらず鼻茸スコアや症状スコアの悪化を認める症例がある．これらは慢性副鼻腔炎の病態に IL-4，IL-13 よりも他のサイトカインが優位であるか，前述のように抗製剤抗体の影響も疑われる．治療効果がないと判断すれば速やかに投与を中止し，病態に応じた他の治療法を選択すべきで今後他の抗体製剤の適応拡大が望まれる．

デュピルマブ投与による重大な副反応はほとんど報告されていないが，投与初期の血中好酸球数の増加は比較的よくみられる現象である．この現象は臨床試験でも報告されており概ね4〜16週にかけて末梢血好酸球数が増加し，その後，減少に転じることがほとんどである．頻度は高くないものの好酸球増加による好酸球性肺炎，好酸球性多発血管炎性肉芽腫症(EGPA)でみられる肺症状の悪化や血管炎性皮疹，心臓合併症およびニューロパチーの出現のリスクを念頭に置く必要がある．ECRS 患者は治療前から末梢血好酸球数が高値であることが多く，投与開始から数か月間は末梢血好酸球数をモニターすることが望ましい．また，投与前に血中好酸球数が 1,000/μL 以上で前述の既往がある患者に対する投与は特に慎重に行うべきである．

治療期間が長期に及ぶことや高額な薬価による患者の経済的な負担も無視できない．ECRS は指定難病に登録されており難病に認定されれば収入に応じた助成を受けることができる．また国や自治体，一部の企業では様々な医療費助成制度を設けており，これらを利用することもできる．ただし，これらの制度は複雑で主治医がすべて把握す

表 2. デュピルマブ自己管理導入手順と指導料

初回導入時	2回目	2ヶ月間	それ以降
□ 疾患，薬剤に関する説明 □ 薬剤管理，自己注射の指導 （タブレット視聴を併用） □ デュピルマブの処方 □ 投与時，投与後の副反応確認（30分間） □ 指導内容のカルテ記載 □ 治療日誌配布	□ デュピルマブの処方（指導，在宅投与分） □ 薬剤管理，自己注射の指導 導入初期加算（580点） □ 自己注射に関する指導管理（治療日誌の確認） 在宅自己注射指導管理料（650点） □ 指導内容のカルテ記載 □ 在宅医療指導料（170点） 在宅療養指導管理料を算定している患者に対して，医師の指示に基づき看護師または保健師が在宅療養に必要な指導を個別に30分を超えて行った場合算定可	□ 薬剤管理，自己注射の指導 導入初期加算（580点）計3回まで □ 自己注射に関する指導管理 在宅自己注射指導管理料（650点） □ 在宅医療指導料（170点）	□ 自己注射に関する指導管理 在宅自己注射指導管理料（650点） □ 在宅医療指導料（170点） （必要な場合）

＊自己注射を行うためには，最低2回の指導を受ける必要がある
＊（　）内の数字は保険点数

ることは困難であり，担当部署との連携が不可欠である．デュピルマブは自己注射による投与も可能で3か月分を処方することで受診を減らし負担を減らすこともできる．患者の負担軽減と医院や病院運営の両立は難しい問題であるが必要な指導を行ったうえで，それに応じたコストの請求はお互いのメリットになる．一般的なデュピルマブ自己管理導入手順と指導料について表2に記載するので参考にしていただきたい．

今後 ECRS に対して適応の可能性のある 生物学的製剤

1．抗 IL-33 抗体（イテペキマブ）

上皮系サイトカインの IL-33 の ECRS への関与について多くの報告があり，鼻・副鼻腔粘膜の2型炎症への関与が示唆される．中等症〜重症喘息患者における抗 IL-33 モノクローナル抗体イテペキマブの第Ⅱ相試験によって有効性が報告されており，今後，慢性副鼻腔炎患者を対象にした臨床試験が行われる可能性がある．

2．抗 TSLP 抗体（テゼペルマブ）

2型炎症を強力に誘導する上皮系サイトカインで Th2 細胞，ILC2，肥満細胞から2型サイトカインの放出を誘導する．ECRS で TSLP の発現量が増えていることが国内外で報告され有力な治療ターゲットである．気管支喘息，アトピー性皮膚炎に対する臨床試験が行われ，近年米国で重症喘息に対する治療薬として承認された．今後 ECRS

に対するデータが集積されるものと思われる．

3．抗 IL-5 受容体抗体（ベンラリズマブ）

本邦では気管支喘息に対して適応があり IL-5 受容体αサブユニットに対するヒト化モノクローナル抗体で抗体依存性細胞障害活性によって好酸球を効果的にアポトーシスに導く薬剤である．ECRS を対象にした国内第Ⅱ相試験が行われ，現在は国際共同第Ⅲ相試験が進行中である．第Ⅱ相試験では実薬投与群では投与後速やかな末梢好酸球数の減少が認められたものの投与後12週ではプラセボとの間に有意差がなかった[16)]．しかし，好酸球数が多い症例では鼻茸の縮小効果が高い傾向にあることがわかっており，今後の臨床研究の結果次第では ECRS の治療薬として認可される可能性がある．

4．抗 IL-5 抗体（メポリズマブ）

ヒト化抗 IL-5 モノクローナル抗体でベンラリズマブと同様好酸球を抑制する．本邦では気管支喘息に適応があり，2021年に米国において成人の鼻茸を伴う慢性副鼻腔炎患者に対しての使用が承認された．現在，本邦を含めた慢性副鼻腔炎患者を対象にした国際共同第Ⅲ相試験が進行中である．

5．抗 IgE 抗体（オマリズマブ）

ヒト化抗 IgE モノクローナル抗体で血中の遊離 IgE を標的にすることで肥満細胞や好塩基球の脱顆粒反応を抑制するⅠ型アレルギーに治療効果を発揮する．本邦ではアトピー型重症喘息，重症スギ花粉症，慢性蕁麻疹に対して適応がある．

ECRS は非アトピー性の疾患であるが IgE の病態
への関与も報告されている．海外での慢性副鼻腔
炎患者を対象とした第Ⅲ相試験では鼻茸の縮小と
症状スコアの改善が報告されている[16]．

まとめ

21 世紀以降分子標的治療薬の開発が盛んに行
われ，遺伝子工学の進歩による生物学的製剤も革
新的に進歩した．今後，病態の解明と新規治療薬
の開発によって ECRS に対する治療の選択肢もま
すます増えていくことが予想される．慢性副鼻腔
炎は鼻茸の有無によるフェノタイプ分類からエン
ドタイプ分類による疾患の理解へと大きく舵が切
られ，個々の症例に対して適切な診断とそれに応
じた Precision Medicine が求められ生物学的製剤
はその中心になっていく．治療を行う臨床医にも
これまで以上に病態の理解と薬剤に関する幅広い
知識が求められる．

参考文献

1) 菊地　茂，洲崎春海，青木彰彦ほか：副鼻腔炎
   とエリスロマイシン少量長期投与．耳鼻臨床，
   84(1)：41-47, 1991.
2) 春名眞一，鴻　信義，柳　清ほか：好酸球性副
   鼻腔炎(Eosinophilic Sinusitis)．耳展，**44**(3)：
   195-201, 2001.
3) Tokunaga T, Sakashita M, Haruna T, et al：
   Novel scoring system and algorithm for classi-
   fying chronic rhinosinusitis：the JESREC
   Study. Allergy, **70**(8)：995-1003, 2015.
4) Okuda M：Differences in chronic rhinitis with
   reference to its incidence and type in Chiba
   and Vienna. Monatsschr Ohrenheilkd Laryn-
   gorhinol, **103**(2)：56-71, 1969.
5) Takabayashi T, Schleimer RP：Formation of
   nasal polyps：The roles of innate type 2 infl-
   ammation and deposition of fibrin. J Allergy
   Clin Immunol, **145**(3)：740-750, 2020.
   Summary ECRS における 2 型炎症の構築機
   構と 2 型サイトカインによる鼻茸形成に関する
   レビュー．
6) Kato A：Group 2 Innate Lymphoid Cells in
   Airway Diseases. Chest, **156**(1)：141-149, 2019.
7) Takabayashi T, Kato A, Peters AT, et al：
   Glandular mast cells with distinct phenotype
   are highly elevated in chronic rhinosinusitis
   with nasal polyps. J Allergy Clin Immunol, **130**
   (2)：410-420, 2012.
   Summary 鼻茸の上皮細胞に肥満細胞が多く
   浸潤しており，粘膜下に存在する肥満細胞とは
   プロテアーゼの発現パターンが異なっている．
   肥満細胞のプロテアーゼ発現の違いが病態に関
   与している可能性がある．
8) Takabayashi T, Imoto Y, Sakashita M, et al：
   Nattokinase, profibrinolytic enzyme, effec-
   tively shrinks the nasal polyp tissue and
   decreases viscosity of mucus. Allergol Int, **66**
   (4)：594-602, 2017.
9) Hulse KE, Stenens WW, Tan BK, et al：Patho-
   genesis of nasal polyposis. Clin Exp Allergy,
   45(2)：328-346, 2015.
10) Takabayashi T, Tanaka Y, Susuki D, et al：
    Increased expression of L-plastin in nasal pol-
    yp of patients with nonsteroidal anti-inflam-
    matory drug-exacerbated respiratory disease.
    Allergy, **74**(7)：1307-1316, 2019.
    Summary アスピリン患者の鼻茸では，好酸
    球が活性化されることで L-plastin の働きに
    よって組織因子(TF)が細胞表面に表出し凝固
    系が優位になりフィブリン網の過剰形成によっ
    て鼻茸形成される．
11) Takabayashi T, Kato A, Peters AT, et al：
    Increased expression of factor ⅩⅢ-A in pati-
    ents with chronic rhinosinusitis with nasal
    polyps. J Allergy Clin Immunol, **132**(3)：584-
    592, 2013.
    Summary Type 2 炎症を呈する鼻茸を伴う慢
    性副鼻腔炎において M2 マクロファージの浸潤
    が増加しており，これらには凝固因子 FⅩⅢA が
    高発現しており，鼻粘膜における凝固系の亢進
    に関与する．
12) Takabayashi T, Kato A, Peters AT, et al：
    Excessive fibrin deposition in nasal polyps
    caused by fibrinolytic impairment through
    reduction of tissue plasminogen activator
    expression. Am J Respir Crit Care Med, **187**
    (1)：49-57, 2013.
    Summary 鼻茸組織における過度な浮腫は，
    tissue plasminogen activator(t-PA)の低下に
    よる線溶系の抑制によって，フィブリン網の分

解障害が起きていることが原因である可能性が
ある.

13) Bachert C, Han JK, Desrosiers M, et al：Efficacy and safety of dupilumab in patients with severe chronic rhinosinusitis with nasal polyps（LIBERTY NP SINUS-24 and LIBERTY NP SINUS-52）：results from two multicentre, randomised, double-blind, placebo-controlled, parallel-group phase 3 trials. Lancet, **394**（10209）：1638-1650, 2019.

14) Fujieda S, Matsune S, Takeno S, et al：The Effect of Dupilumab on Intractable Chronic Rhinosinusitis with Nasal Polyps in Japan. Laryngoscope, **131**（6）：E1770-E1777, 2021.

15) Fujieda S, Matsune S, Takeno S, et al：Dupilumab efficacy in chronic rhinosinusitis with nasal polyps from SINUS-52 is unaffected by eosinophilic status. Allergy, **77**（1）：186-196, 2021.

16) Takabayashi T, Asaka D, Okamoto Y, et al：A Phase Ⅱ, Multicenter, Randomized, Placebo-Controlled Study of Benralizumab, a Humanized Anti-IL-5R Alpha Monoclonal Antibody, in Patients With Eosinophilic Chronic Rhinosinusitis. Am J Rhinol Allergy, **35**（6）：861-870, 2021.

Summary 日本人の好酸球性副鼻腔炎に対するベンラリズマブの効果は，血中好酸球数が高い患者においてプラセボに比べて鼻茸の縮小効果が高い傾向がみられた.

好評

Kampo Medicine
経方理論への第一歩

漢方医学の診断に必要な知識や，診察法について詳しく解説した実践書！
基本となる 20 処方の基礎・臨床研究や COVID-19 のコラムなどをコンパクトにまとめています！

小川 恵子
金沢大学附属病院
漢方医学科 臨床教授

2020 年 7 月発行
A5 判　208 頁
定価 3,300 円（本体 3,000 円＋税）

Kampo Medicine
経方理論への第一歩

● 小川 恵子
金沢大学附属病院 漢方医学科 臨床教授

経方理論を漢方医学の理解と実践に生かせる
待望書！
基本となる20処方の「基本コンセプト」「臨床のエビデンス」「各社エキス剤の構成生薬」をコンパクトに掲載！

全日本病院出版会

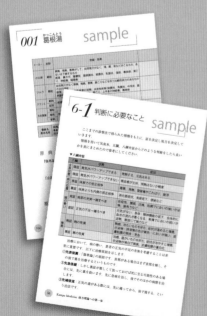

001 葛根湯　sample

6-1 判断に必要なこと　sample

目次の詳細はここから
ご確認いただけます！

全日本病院出版会
〒113-0033 東京都文京区本郷 3-16-4　Tel:03-5689-5989
www.zenniti.com　Fax:03-5689-8030

MB ENT, 286：71-76, 2023

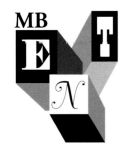

◆特集・アレルギー性鼻炎，慢性副鼻腔炎の薬物療法─適応と効果─

鼻炎・副鼻腔炎に対する漢方薬治療

河原章浩[*1]　小川恵子[*2]

Abstract 漢方医学は日本の伝統医学だが，明治時代に政府が廃絶の方針をとったため，医学教育が十分に浸透していない現状がある．漢方薬治療を行うにあたり弁証論治を行い，漢方薬を決定する．理論は西洋医学と異なり，漢方理論を新たに学ぶ必要性がある．「気血津液」「五臓」など理論を理解することにより，投薬の違い，応用が可能となる．鼻炎，副鼻腔炎の軽症は表証が主体であるので「傷寒」「温病」という病期を考慮し治療薬を考える．中等度以上においては，体内の水分バランス，ストレス，熱を考えた処方選択がある．また，重要な副作用として，薬剤性間質性肺炎，偽アルドステロン症，アコニチン中毒などがある．総じて，漢方理論における病期，病態を理解したうえで漢方薬を投与することが重要である．

Key words 漢方（Kampo），経方医学（Keiho medicine），中医学（traditional Chinese medicine）

緒　言

1895 年，富国強兵を望んだ政府は漢方廃絶の方針をとり，漢方医学は衰退したが，1960 年に必要性が再認され，保険適用となった．2001 年，医学教育モデル・コア・カリキュラムに漢方教育の記載がされ，漢方医学の教育基盤が整いつつある．西洋医学と理論が異なるが，漢方薬は漢方理論で投薬が決定されるものである．理解することにより，応用が可能となり，西洋医学のみでは解決できない症例に立ち向かうことが可能となる．漢方薬治療では病態を八綱弁証，気血津液（きけつしんえき），病邪弁証，五臓，六経弁証，衛気営血弁証（えいきえいけつべんしょう）を組み合わせて分析し，漢方薬を決定する（証：病態）．これらの漢方医学の基礎理論も交えて，処方を考えてみる．

「はじめはとても難しいことも，続けていけば簡単になります．」ヘレン・ケラー．

漢方理論

1．気血津液

気血津液（気血水）の概念は下記の構成要素から成る．

気：生命活動を営むエネルギー

血：赤色の液体（体に栄養分を供給し，滋潤する）

津液：血以外の体液の総称（体を滋潤し，関節の動きをなめらかにする）

漢方理論では，この 3 つの要素の循環不全が各臓器に不調を引き起こし，臨床症状を呈すると考える．気血津液の異常により引き起こされる症状を表 1 に示す．『黄帝内経』（こうていだいけい）による原則では，不足する場合は補剤で補い，流れを妨げる「邪実」が存在する場合には瀉剤の漢方薬を選ぶイメージをもつとよい．この 3 つの要素はお互いにかかわりあって機能し，体の中を巡っている．そのため，単一でなく，全体のバランスとして考えることが

[*1] Kawahara Akihiro, 〒 734-8551 広島県広島市南区霞 1-2-3　広島大学病院漢方診療センター，助教
[*2] Ogawa Keiko, 同，教授

表 1. 気血水と臨床症状

	病因	病態	治療法	症状
気	不足	気虚	補気	・倦怠感, 小声, 易感染, 動作緩慢, 呼吸がしにくい, めまい, 内臓下垂
	偏在	気逆	降気	・頭痛, 動悸, 嘔気, のぼせ, 不眠, 上衝感(腹部から胸部に突き上げる感覚)
	鬱滞	気鬱	理気	・頭重感, 腹部鼓音, 胸部閉塞感, 呼吸がしにくい
血	不足	血虚	補血	・皮膚・髪の乾燥, 脱毛, 爪が割れやすい, くすんだ顔色, こむら返り
	鬱滞	瘀血	駆瘀血	・色素沈着, 月経血に凝血塊, 月経痛, 内出血
水	不足	陰虚	滋陰	・関節硬化, 皮膚の乾燥など組織の萎縮 ほてり(夜間に増悪, 手掌・足底・顔), 頬の赤み
	鬱滞	水滞 / 痰湿	利水 / 祛痰	・浮腫, 食欲不振, 下痢, 倦怠感, 天候変化に伴う症状変化, たちくらみ

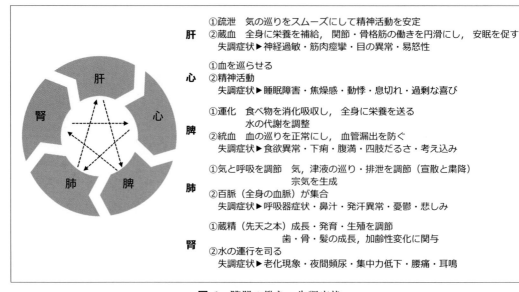

肝
①疏泄　気の巡りをスムーズにして精神活動を安定
②蔵血　全身に栄養を補給, 関節・骨格筋の働きを円滑にし, 安眠を促す
失調症状▶神経過敏・筋肉痙攣・目の異常・易怒性

心
①血を巡らせる
②精神活動
失調症状▶睡眠障害・焦燥感・動悸・息切れ・過剰な喜び

脾
①運化　食べ物を消化吸収し, 全身に栄養を送る
　　　　水の代謝を調整
②統血　血の巡りを正常にし, 血管漏出を防ぐ
失調症状▶食欲異常・下痢・腹満・四肢だるさ・考え込み

肺
①気と呼吸を調節　気, 津液の巡り・排泄を調節(宣散と粛降)
　　　　　　　　　宗気を生成
②百脈(全身の血脈)が集合
失調症状▶呼吸器症状・鼻汁・発汗異常・憂鬱・悲しみ

腎
①蔵精(先天之本)成長・発育・生殖を調節
　　　　　　　　　歯・骨・髪の成長, 加齢性変化に関与
②水の運行を司る
失調症状▶老化現象・夜間頻尿・集中力低下・腰痛・耳鳴

図 1. 臓器の働き, 失調症状

必要である.

2. 五　臓

「森羅万象が木火土金水という5つの要素から成り, 互いに関連し, バランスをとっている」という考え方を五行論という. 人体においては肝心脾肺腎の五臓が相当する. 漢字が西洋医学で使用するものと同一であるが, これは, 明治維新の際に, 英語の臓器を翻訳するのに伝統医学の用語が使用されたからである. そのため, 漢方理論と西洋医学では臓器の働きが異なるため, 似て非なるものとして考えなければならない(図1-左). この5つの構成要素は時計回りに次の要素を助長するサイクルをもつ. このことを「相生」という(図1-左外周). 相生関係は母子関係ともいい, 母を補うことで子も補われる. たとえば, 風邪を引きや

すく(肺虚), 疲れやすい(腎虚)の場合には, 肺を補うことにより, 肺の子である腎も補われ, 疲労しにくくなるという結果が得られる. また, お互いの要素が制御する関係をもち, 「相克」という(図1-左星型).

3. 傷　寒

本邦におけるアレルギー性鼻炎の有病率は通年性アレルギー性鼻炎で10～20%, 花粉症で10～15%(推定)とされる. アレルギー性鼻炎は, 吸入性抗原により惹起される鼻粘膜のI型アレルギー性疾患で, 主な症状は反復性くしゃみ, 水様性鼻漏・鼻閉などの鼻症状である.

アレルギー性鼻炎は, 露出した「肌」である「粘膜」に風邪が侵入した病態になる. 風邪は「皮」に守られていない粘膜から侵入するため, 軽症に

表 2. 傷寒論による六病位

病期	特徴	脈や舌，腹症	主な処方
太陽病	頭痛，発熱，悪寒，悪風，関節痛	特になし	麻黄湯 桂枝湯 葛根湯
陽明病	胃に実邪がある． 腹満便秘，潮熱，時に譫語(精神が混濁しうわごとを口走る)	脈は洪大，沈実 舌苔は黄，厚い	大承気湯 調胃承気湯 白虎加人参湯
少陽病	寒熱往来，口が苦い・乾く，めまい	胸脇苦満	柴胡桂枝湯 小柴胡湯 大柴胡湯
太陰病	腹満，下痢，腹痛	腹は虚満	桂枝加芍薬湯 桂枝加芍薬大黄湯
少陰病	悪寒，倦怠感，四肢の冷え	脈は微細 腹は軟弱	真武湯 麻黄附子細辛湯
厥陰病	上熱下寒(戴陽)，四肢の冷えがひどい，下痢，食欲不振	脈は沈微細 腹は軟弱無力	茯苓四逆湯 (真武湯＋人参湯)

表 3. 温病による衛気営血弁証

病期	特徴	主な処方
衛分証	発熱・微かな悪寒・咽頭痛・口渇・頭痛・脈浮数(指を軽く当ててもはっきりと触知でき1呼吸に4回以上)	葛根湯合桔梗石膏 升麻葛根湯
気分証	悪寒のない発熱が持続する・口渇・汗がスッキリでない・尿が濃い・舌苔黄・脈数	麻杏甘石湯 白虎加人参等 大承気湯 黄連解毒湯
営分証	高熱・心煩・不眠・発疹	清営湯(エキス製剤なし) ≒ 温清飲合麦門冬湯
血分証	営分証の症候に加え皮下出血・吐血・鼻出血・血便・血尿・舌質紫紅などを伴う	犀角地黄湯(エキス製剤なし) ≒ 大黄牡丹皮湯合四物湯

は風邪に応じた治法を考える．

＊風邪：健康を乱す病因のうち，外部から身体を侵襲するものを「外邪」という．風邪は人体の上部や肌表を犯し，頭痛・鼻汁・咽頭痛などの症状を呈す．

漢方では高熱を伴う急性感染症を傷寒という．紀元前200年頃に張仲景が『傷寒論』を編纂した．感染症を6つの病期に分けて処方内容を考えるが(表2)，鼻炎にも応用される．

病位は発熱，悪寒，悪風(風があたると寒気がする)の有無，食欲不振や嘔吐などの消化器症状にて判断する．

Ex) ぞくぞくする(太陽病)→食欲低下(少陽病)→熱がこもって苦しい(陽明病)→寒くてだる

くて立っていられない(少陰病)

4. 温病

熱感が強いが，悪寒があまりなく，咽頭痛の強いものは「温病」とし，衛気営血弁証で処方薬を考える(表3)．

軽症

漢方医学では感染症の病期を太陽・陽明・少陽・太陰・少陰・厥陰の6つに分類し，それぞれの時期に対応した処方をする．アレルギー性鼻炎は，軽症では太陽病期もしくは少陰病期，温病の衛分証の方剤が用いられることが多い．風寒邪による症状が主体であり，寒気を指す悪風・頭痛・鼻閉・咳嗽がみられる．風熱邪は，発熱，咽頭痛，

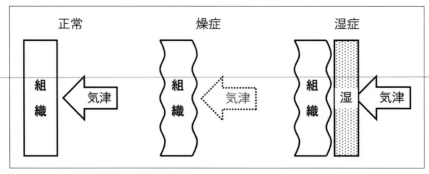

図 2.

咽頭発赤が顕著である. 風寒熱邪による鼻炎の方剤の使い分けについて表3に示す.

病状が遷延し, 辛温解表薬や辛涼解表薬などが適応にならない中等症以上には, 以下のような考え方を治療に取り入れる.

中等症以上

1. 陽明病と考える

重症化・遷延化した症状の場合には, 陽明病として治療するとよい場合もある. 近年増加している黄砂による鼻炎はこの病期が多い.

白虎加人参湯　構成生薬：石膏・知母・人参・甘草・硬米

アレルギー性鼻炎で肌肉に熱がある場合には陽明病の方剤である白虎加人参湯が適応となる. 陽明病は, その大綱に「胃実邪」とあるので, 胃に病理の中心があると考えられがちであるが, 傷寒雑病論第182条には,「問曰, 陽明病外證云何. 答曰, 身熱, 汗自出, 不悪寒反悪熱也.」熱が高く汗が大量に出て, 悪寒はなく悶え苦しむとあり, 肌肉に熱がある病態も陽明病ととらえることができる. 白虎加人参湯症では, 口渇が著明で, 水を飲みたがることが多い.

桂枝湯　構成生薬：傷寒雑病論第234条「陽明病, 脉遅, 汗出多, 微悪寒者, 表未解也, 可發汗, 宜桂枝湯.」陽明病で脈が遅く, 汗をかき, わずかに悪寒するものは桂枝湯, 第235条「陽明病, 脉浮, 無汗而喘者, 發汗則愈. 宜麻黄湯.」陽明病で浮脈, 咳嗽のあるものは麻黄湯にて発汗させ治療すると記載がある. 条文に合わせて, 脈が遅く, 汗をかき, わずかに悪寒のある場合には桂枝湯を, 汗がなくて喘鳴がある場合には麻黄湯を併用

する. エキス剤では, 用法・用量に合わせて適宜増量する. 製薬会社によっては錠剤があるので, 顆粒製剤が苦手な場合に使用を検討する. 清熱作用を強めたい場合には石膏末1〜1.5ｇを加える.

2. 湿と考える（図2）

湿とは体内を循環する水分である津液代謝が阻害され生成される. 湿は気津の循環を阻害し, 慢性化すると組織に気湿を供給できず障害をきたす. 湿熱証が主体となった場合には, 茵陳五苓散を用いる. 五苓散証は, 疾病の経過中に胃の津液を失い胃中乾の状態を呈する. 津液の通り道である三焦の作用が失調すると, 肌, 心下, 小腸, 膀胱に湿や飲が停滞する. 茵陳五苓散は, 五苓散に茵陳蒿が加わることにより, 利水滲湿作用が増強され, 熱より湿が多い湿熱証に適している. 湿証の治療では, 用量依存性である場合が多いので, たとえば茵陳五苓散のみで効果が不十分であれば, 保険診療では倍量投与は難しいため, 五苓散や柴苓湯を併用する. また, 茯苓末を加える場合もある.

3. 陰虚・燥と考える（図2）

陰虚とは津液の不足により, 火照り, 組織の萎縮がみられる. 組織が正常に機能するためには, 気・津液の供給が必要である. 燥証は, 気や津液の循環を阻害するので, 組織を損傷する.

陰虚陽亢（陰が虚して陽を制約できず, 陽気が相対的に旺盛になって発生する熱証：のぼせ, めまい, ふらつき, 耳鳴り, 頬の紅潮など）による鼻炎である場合, 津液を補う滋陰・清熱を検討する. コタローの桔梗石膏エキスを併用すると, 石膏による滋陰清熱の効果を入れることができる. また, 桔梗には, 化痰, 排膿, 消腫, 治咽喉痛の作

用があり，アレルギー性鼻炎による炎症を改善する．桔梗石膏は用量依存性に有効である．以下の方剤は滋陰作用とともに様々な特徴を併せもつ．

竹茹温胆湯（ちくじょうんたんとう）　構成生薬：半夏，麦門冬，柴胡，竹茹，茯苓，桔梗，枳実（きじつ），陳皮，香附子，生姜（しょうきょう），黄連，人参，甘草

竹茹温胆湯は気虚に対して使用する四君子湯の方意も含まれており，脾胃を補うことにより補気する．陳皮・半夏などの湿を改善する作用をもつ生薬も含まれており，痰が正常な気津の流れを妨げている場合（湿症）に，滋陰しながら流す作用をもつ．枳実，陳皮，香附子は，気の鬱滞を改善し，痰飲によって気の流れが滞った病態にもよい．特に，舌診で膩苔（じたい）（べっとりとした舌苔：体内の湿気による所見）を認めることが多い．口訣（先達からの言い伝えのこと）では，痰を伴う咳嗽で夜眠れない場合によいとあるが，咳嗽にこだわる必要はなく，鼻腔の乾燥感を訴えるアレルギー性鼻炎に用いる．

滋陰至宝湯　構成生薬：当帰・芍薬・白朮・茯苓・柴胡・甘草・薄荷・知母（ちも）・地骨皮（じこっぴ）・麦門冬・貝母（ばいも）・陳皮・香附子

本方には非常に多くの適応病態があり，『万病回春』の婦人虚労門には「婦人の諸虚百損，五労七傷，経脈整わず，肢体羸痩を治す．此の薬専ら経水を調え，血脈を滋し，虚労を補い，元気を扶け，脾胃を健やかにし，心肺を養い，咽喉を潤し，頭目を清し，心慌を定め，神魄を安んじ，潮熱を退け，骨蒸を除き，喘嗽を止め，痰涎を化し，盗汗を収め，泄瀉を住め，鬱気を開き，胸膈を利し，腹痛を療し，煩渇を解し，寒熱を散じ，体疼を祛る．大いに奇効あり．尽く述ぶる能わず」とある．つまり，虚労婦人の様々な症状に有効だという．その構成生薬は逍遥散去生姜「当帰・芍薬・白朮・茯苓・柴胡・甘草・薄荷」に「知母・地骨皮・麦門冬・貝母・陳皮・香附子」を加えており，逍遥散の加味法であることがわかる．このうち知母・地骨皮・麦門冬・貝母の組み合わせは清虚熱の作用をもつ知母・地骨皮に，肺陰を潤す麦門冬と潤

肺止咳の貝母を加えたものであり，滋陰清肺潤燥化痰作用を高め，乾性咳嗽，口渇，咽乾，咽喉痛に有効であると考えられる．また陳皮，香附子には気血の鬱滞を改善する効果がある．陳皮，香附子を含むことから滋陰至宝湯は憂鬱感，鬱状態あるいは気鬱を伴う症例によい．具体的な症状からすると，肝気鬱結による咽喉不快感，抑鬱，そして内熱の口渇，口乾，紅舌，さらに肺陰虚の少痰がみられる．

滋陰降火湯　構成生薬：白朮・地黄・芍薬・陳皮・当帰・麦門冬・黄柏・甘草・知母・天門冬

滋陰降火湯と滋陰至宝湯の使い分け『衆方規矩』巻之中・労嗽門の本方の項では，滋陰至宝湯に関して「男子虚労の症に滋陰降火湯を与えんと欲する者に先ず此の湯を与えて安全を得ることあり」と解説されている．さらに，香月牛山著『牛山活套』巻之中・咽喉附喉痺梅核気には「陰虚火動に因りて咽痛する者には四物湯に酒黄芩，酒黄連を加えて用ゆべし．あるいは，滋陰至宝湯，降火湯の類を用ゆべし．奇効あり」と記載されている．滋陰降火湯は滋陰至宝湯と同様に陰虚陽亢の咳嗽に主に使用される．2剤の違いは滋陰作用と理気作用にある．滋陰の効果を示す生薬として，滋陰至宝湯は当帰・白朮・麦門冬の三味，滋陰降火湯は当帰・白朮・地黄・麦門冬・天門冬の五味で，滋陰降火湯のほうが滋陰作用はより強い．一方，滋陰至宝湯は逍遥散の加味方であり，柴胡・薄荷・香附子で疏肝理気作用を有し，気鬱を改善する．また，滋陰至宝湯には胃腸障害を起こす可能性のある地黄が含まれず，さらには化痰健脾作用もあることから胃腸虚弱の場合でも処方しやすい．

4．疏肝する

ストレスによってもアレルギー疾患が悪化する．漢方医学的に考察すると，内傷雑病としての肺と肝の関係失調にあると考えられる．肝の疏泄作用と肺の粛降作用によって，気血津液の昇降出入は調節されている．肺の粛降機能が失調し，肝気・肝血を制御できなくなると，肝木相火が盛んになり，アレルギー疾患が悪化する．この場合は，

表 4. 添付文書におけるアルドステロン症・ミオパシー・低カリウム血症の患者に対する投与制限

漢方エキス製剤	甘草含有量 1 日量	品目数	記載事項
芍薬甘草湯	6.0 g	1	禁忌
甘麦大棗湯	5.0 g	1	禁忌
小青竜湯 人参湯 五淋散 炙甘草湯 芎帰膠艾湯 桂枝人参湯 黄連湯 排膿散及湯 桔梗湯	3.0 g	9	禁忌
半夏瀉心湯	2.5 g	1	禁忌
小柴胡湯 大黄甘草湯など	2.0 g	32	使用上の注意
抑肝散など	1.5 g	20	使用上の注意
六君子湯など	1.0 g	30	使用上の注意

肺の粛降機能を鼓舞するような方剤(小青竜湯, 葛根湯, 越婢加朮湯など)に併用して, 疏肝解鬱する方剤(四逆散, 柴胡桂枝湯, 柴胡桂枝乾姜湯, 加味逍遥散など)を組み合わせる. また, 前述の滋陰至宝湯は柴胡が含まれているので, 柴胡剤としても用いることができる. さらに, 柴胡の燥性が緩和されているので, 陰虚にも使いやすい. また, ストレスが長く続き, 脾虚が目立つ場合には, 脾を補う方剤を併用すべきである.

5. 清熱について

より清熱作用を求める場合には, 黄連解毒湯もしくは梔子柏皮湯が使いやすい. ともに梔子, 黄柏で小腸の熱を清し, それにより心下や肌の湿熱も解消される. 黄連解毒湯の清熱作用は梔子柏皮湯より強いが, 黄芩が含まれているため燥性も強いので, 注意が必要である.

副作用(表 4)

代表的な漢方薬の副作用を以下に示す. 添付文書より生薬を確認する.

① 薬剤性間質性肺炎
② 甘草による偽アルドステロン症
③ 薬剤性肝機能障害
④ 麻黄による動悸・血圧上昇
⑤ 附子による動悸・不整脈(アコニチン中毒*)
⑥ 乳糖不耐症:腹部膨満, 下痢
⑦ アレルギー反応, 薬疹(桂皮・人参・黄耆・地黄など)
⑧ 胃腸障害(地黄・麻黄・川芎・酸棗仁など)
⑨ 大黄含有方剤による下痢, 消化管障害
*中枢神経麻痺作用あり, 成人致死量 3〜4 mg

まとめ

筆者は大学病院の総合内科・総合診療科で外来を担当している. 血液検査や画像検査では異常のないものの, 臨床症状に困っている患者を緩和しようと考えていた時に, 漢方が著効する症例を数多く経験した. 漢方による治療は西洋医学と理論が異なり, 近寄り難い印象をもつが, 明治時代までは本邦においては主たる医療であった. いくつかの処方を例示したが, 基礎理論を学び, 漢方治療を行えることができれば, 幅広い症状を改善できるようになる. 西洋医学, 漢方医学の両方を使いこなし, 患者によりよい医療を提供したい. 漢方医学について詳しく学びたい方は参考図書をご覧いただきたい.

参考図書
1) 小川恵子:Kampo Medicine 経方理論への第一歩. 全日本病院出版会, 2020.
2) 日本漢方医学教育協議会(編):基本がわかる漢方医学講義 初版. 羊土社, 2020.
3) 神戸中医学研究会(編著):基礎中医学 初版. 燎原書店, 1995.
4) 戴 毅(監), 淺野 周(訳):全訳中医基礎理論 第 16 刷発行. たにぐち書店, 2018.

鼓膜再生療法を成功に導く世界で唯一のマニュアル

◆小川 郁（慶應義塾大学名誉教授／オトクリニック東京院長）

難聴は多くの疾病によって生じる最も頻度の高い耳症状の一つであり，昨今の高齢化によって認知症の観点からも注目されている．しかし，世界的な高齢化が急速に進んだ最近の40年間に難聴に対して保険適用された治療薬としては本書「鼓膜再生療法手術手技マニュアル」の主役である鼓膜穿孔治療剤リティンパ®が初めてである．山中伸弥教授によってiPS細胞が発見されてから多くの領域で再生医療の研究開発がしのぎを削る中，いち早く保険適応された鼓膜穿孔治療剤による「鼓膜再生療法」はまさに画期的な薬剤であり，世界的にも注目されている治療法である．

鼓膜穿孔による難聴の頻度は加齢性難聴など超高齢社会で急増している難聴の中ではそれほど高いものではないが，合併する耳鳴や耳漏などの症状とともに患者さんのQOLに大きく影響し，その簡便な治療法となる鼓膜再生療法は患者さんにとっても大きな福音となることは間違いない．単に鼓膜穿孔閉鎖による難聴の改善のみならず，耳漏の停止による補聴器の適切な装用が可能になるなど，その効果は極めて大きい．従来，鼓膜穿孔の治療法としては鼓膜形成術や鼓室形成術が行われていきたが，いずれも鼓膜形成に必要な筋膜や軟部組織の採取のための外切開や時には全身麻酔が必要になることを考えると，通常診療の座位で外切開を要しない「鼓膜再生療法」は高齢者にとっても極めてやさしい治療法になっている．

「鼓膜再生療法」は2004年に金丸眞一博士によって研究開発が始められ，足掛け20年を費やし完成した治療法である．多忙な日常臨床の合間にこつこつと研究開発を進め，基礎研究から臨床研究，そして2019年の保険適応までまさに孤軍奮闘で成し遂げた画期的な治療法であり，金丸博士の卓越した研究の構想力と遂行力，臨床応用にお

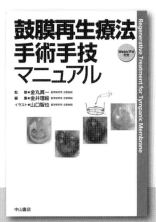

鼓膜再生療法手術手技マニュアル
<監修>金丸眞一 <編集>金井理絵
（田附興風会医学研究所北野病院耳鼻咽喉科・頭頸部外科）

中山書店 A4判 176頁 2023年4月発行
定価 14,300円（本体13,000円＋税）
ISBN 978-4-521-74988-4

ける組織力には心から敬意を表したいと思う．また，本書『鼓膜再生療法 手術手技マニュアル』の発刊は編集を担当された金井理絵先生と各項目を執筆された先生方，素晴らしいイラストを提供された山口智也先生など主に田附興風会医学研究所北野病院耳鼻咽喉科・頭頸部外科のチーム力によるものであり，改めて金丸眞一博士の人望のなせる大きな成果であると言える．金丸博士が序文で述べられているように，「鼓膜再生療法」は完成された治療法ではなく，生まれてやっと独り立ちできた段階である．今後，さらに「鼓膜再生療法」の改良や臨床例の蓄積により，一人でも多くの患者さんの笑顔に接することができるように「鼓膜再生療法」が普及，日常臨床に浸透することを，そして本書がそのための座右のテキストとして活用されることを期待したい．

FAX による注文・住所変更届け

改定：2015 年 1 月

毎度ご購読いただきましてありがとうございます．

読者の皆様方に小社の本をより確実にお届けさせていただくために，FAX でのご注文・住所変更届けを受けつけております．この機会に是非ご利用ください．

◇ご利用方法

FAX 専用注文書・住所変更届けは，そのまま切り離して FAX 用紙としてご利用ください．また，注文の場合手続き終了後，ご購入商品と郵便振替用紙を同封してお送りいたします．**代金が 5,000 円をこえる場合，代金引換便とさせて頂きます．**その他，申し込み・変更届けの方法は電話，郵便はがきも同様です．

◇代金引換について

本の代金が 5,000 円をこえる場合，代金引換とさせて頂きます．配達員が商品をお届けした際に，現金またはクレジットカード・デビットカードにて代金を配達員にお支払い下さい(本の代金＋消費税＋送料)．(※年間定期購読と同時に 5,000 円をこえるご注文を頂いた場合は代金引換とはなりません．郵便振替用紙を同封して発送いたします．代金後払いという形になります．送料は定期購読を含むご注文の場合は頂きません)

◇年間定期購読のお申し込みについて

年間定期購読は，1 年分を前金で頂いておりますため，代金引換とはなりません．郵便振替用紙を本と同封または別送いたします．送料無料，また何月号からでもお申込み頂けます．

毎年末，次年度定期購読のご案内をお送りいたしますので，定期購読更新のお手間が非常に少なく済みます．

◇住所変更届けについて

年間購読をお申し込みされております方は，その期間中お届け先が変更します際，必ずご連絡下さいますようよろしくお願い致します．

◇取消，変更について

取消，変更につきましては，お早めに FAX，お電話でお知らせ下さい．

返品は，原則として受けつけておりませんが，返品の場合の郵送料はお客様負担とさせていただきます．その際は必ず小社へご連絡ください．

◇ご送本について

ご送本につきましては，ご注文がありましてから約 1 週間前後とみていただきたいと思います．お急ぎの方は，ご注文の際にその旨をご記入ください．至急送らせていただきます．2〜3 日でお手元に届くように手配いたします．

◇個人情報の利用目的

お客様から収集させていただいた個人情報，ご注文情報は本サービスを提供する目的(本の発送，ご注文内容の確認，問い合わせに対しての回答等)以外には利用することはございません．

その他，ご不明な点は小社までご連絡ください．

株式会社 **全日本病院出版会**

〒113-0033 東京都文京区本郷 3-16-4-7 F
電話 03(5689)5989　FAX03(5689)8030　郵便振替口座 00160-9-58753

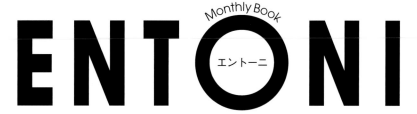

FAX 専用注文書

「Monthly Book ENTONI」誌のご注文の際は，この FAX 専用注文書もご利用頂けます．また電話でのお申し込みも受け付けております．
毎月確実に入手したい方には年間購読申し込みをお勧めいたします．また各号１冊からの注文もできますので，お気軽にお問い合わせください．

バックナンバー合計
5,000 円以上のご注文
は代金引換発送

―お問い合わせ先―
㈱全日本病院出版会　営業部
電話 03(5689)5989　　FAX 03(5689)8030

□年間定期購読申し込み　**No.**　　から

□バックナンバー申し込み

No.	－	冊	No.	－	冊	No.	－	冊	No.	－	冊
No.	－	冊	No.	－	冊	No.	－	冊	No.	－	冊
No.	－	冊	No.	－	冊	No.	－	冊	No.	－	冊
No.	－	冊	No.	－	冊	No.	－	冊	No.	－	冊

□他誌ご注文

	冊		冊

お名前	フリガナ　　　　　　　　　　　　　　　　　㊞	電話番号
ご送付先	〒　　－　　　　　　　　　　　　　　　　　　　　　　　□自宅　　□お勤め先	

領収書　無　・　有　（宛名：　　　　　　　　　　　）

年　　月　　日

住 所 変 更 届 け

お 名 前	フリガナ
お客様番号	毎回お送りしています封筒のお名前の右上に印字されております8ケタの番号をご記入下さい。
新お届け先	〒　　　　　都 道 　　　　　府 県
新電話番号	（　　　　　）
変更日付	年　　月　　日より　　　　　月号より
旧お届け先	〒

※ 年間購読を注文されております雑誌・書籍名に✓を付けて下さい。

☐ Monthly Book Orthopaedics（月刊誌）

☐ Monthly Book Derma.（月刊誌）

☐ Monthly Book Medical Rehabilitation（月刊誌）

☐ Monthly Book ENTONI（月刊誌）

☐ PEPARS（月刊誌）

☐ Monthly Book OCULISTA（月刊誌）

Monthly Book ENTONI バックナンバー ✕✕✕✕✕✕✕✕✕✕✕✕✕✕✕✕✕✕

通常号⇒ No.278 まで 本体 2,500 円＋税
　　　　No.279 以降 本体 2,600 円＋税
※その他のバックナンバー，各目次等
　の詳しい内容は HP
　（www.zenniti.com）をご覧下さい.

**頭頸部外来診療における
エコー検査活用術**

No. 287（2023 年 8 月号）

編集顧問：本庄　　巌　　京都大学名誉教授

　　　　　小林　俊光　　仙塩利府病院
　　　　　　　　　　　　耳科手術センター長

編集主幹：曾根　三千彦　名古屋大学教授

　　　　　香取　幸夫　　東北大学教授

No. 286　編集企画：
　清水猛史　滋賀医科大学教授

Monthly Book ENTONI　No.286

2023 年 7 月 15 日発行（毎月 1 回 15 日発行）

定価は表紙に表示してあります.

Printed in Japan

© ZEN・NIHONBYOIN・SHUPPANKAI, 2023

発行者　　末　定　広　光
発行所　　株式会社　全日本病院出版会
〒 113-0033 東京都文京区本郷 3 丁目 16 番 4 号 7 階
　　電話（03）5689-5989　Fax（03）5689-8030
　　郵便振替口座 00160-9-58753

印刷・製本　三報社印刷株式会社　　　電話（03）3637-0005
広告取扱店　株式会社文京メディカル　電話（03）3817-8036